《黄帝内经》胎育智慧

曲黎敏◎著

四川科学技术出版社

图书在版编目（CIP）数据

《黄帝内经》胎育智慧／曲黎敏著. --成都：四川科学技术
出版社，2016. 12（2025. 4 重印）

ISBN 978-7-5364-8511-2

Ⅰ. ①黄… Ⅱ. ①曲… Ⅲ. ①《内经》-研究②妇幼保健-研究
Ⅳ. ①R221. 09②R17

中国版本图书馆 CIP 数据核字（2016）第 280444 号

《黄帝内经》胎育智慧
HUANGDINEIJING TAIYU ZHIHUI

曲黎敏　著

出 品 人：程佳月
选题策划：金丽红　黎　波
责任编辑：罗小洁　李迎军
责任出版：欧晓春
法律顾问：梁　飞
封面设计：郭　璐
媒体运营：刘　冲　刘　峥　洪振宇
责任印制：张志杰　王会利

出　　版：四川科学技术出版社　　　　官方微博：http://e.weibo.com/sckjcbs
地　　址：成都市锦江区三色路 238 号　官方微信公众号：sckjcbs
邮　　编：610023　　　　　　　　　　传真：028-86361756
发　　行：北京长江新世纪文化传媒有限公司
电　　话：010-58678881　　　　　　　传真：010-58677346
地　　址：北京市朝阳区曙光西里甲 6 号时间国际大厦 A 座 1905 室
邮　　编：100028
印　　刷：天津盛辉印刷有限公司

开本：700 毫米×1000 毫米　　1/16　　　成品尺寸：165 毫米×238 毫米
印张：15　　　　　　　　　　　　　　　字数：190 千字
版次：2016 年 12 月第 1 版　　　　　　印次：2025 年 4 月第 19 次印刷

定价：36.00 元

——二版序——

为什么一定要学习《黄帝内经》

　　岁月荏苒，第一次出来讲《黄帝内经》正好是 2006 年，于今年恰好十年。十年，有足够的时间让人成长。这十年当中，《黄帝内经》系列书籍，给我带来的觉悟也非同寻常，《黄帝内经》不再是高悬琼阁寂寞的圣典，而是能温暖我们每一个生命的启示录和源泉，其博大、其精微、其慈惠，感动着、改变着我们的心灵，让我们找到了一个重新发现自己的机会——五脏之象、六腑之动、奇经八脉、经脉和合……由此，生命不再是行尸走肉，而是一个有无限能量、无限创造力的本源。此生，以肉身显，灵魂也安住在这瑰丽的肉身中。所以，此生，我们的每一次觉知、每一次升华，也当先从这肉身起，来过、爱过、健硕地活过，用我们的感官饕餮过这世界的美，多么幸福！

　　于是，从 2016 年起，我在中关村学院又开始重讲《黄帝内经》，这次，是一字一句地讲，满怀激情与感恩地讲，如此圣典，值得我们膜拜与推崇！随着大健康时代的来临，《黄帝内经》的意义会越来越非凡地显现在我们的生活中，她关系到我们的自救、我们的自我超越、我们的生态未来——是用大量的药物来拯救我们的生命，还是靠自尊、自觉、自省、美好的生活方式来拯救我们的未来，答案显而易见。所以，我们，必须努力，不能辜负先圣大智之慈惠无穷！

　　《黄帝内经》是一本黄帝研习生命之道的学习笔记。作为一个建立了历律、封建制和国家政治体制的一代伟大君王为何以一种谦卑的态度来研习生命之道是一件值得关注的事。因为对于此界而言，生命系统可能是造化最精密、最完美、最充满变数和不可思议的一个系统了。相较于生命而言，医学是粗糙的，历史是粗糙的，一切人事也是残缺不全的。而人类最大、最后的失败也是个体生命系统的崩盘，人类最无奈的哀伤和最不易掌控的事物也源于此。所以黄帝要补上这一课。

　　当人人都补上这一课时，才有真正的放松和悠然，这种放松和悠然源自生命内部，而不是外部，这大概也是"悠然自得"这句成语的真正内涵吧。

　　无论如何，人之自由是有次第的，首先是财富自由——但这不是目的，而只是使生命具足的一个小小的阶梯，是生命向更高阶段前行的一个保障。但很多人都太沉溺于这一阶段了，甚至把这一阶段当成了终极目标，而忘记了追求更美好的。然后是生命自由——这是一个相对高级的阶段，是不任人宰割而重新把生命拿回自己掌握的一个阶段，真正支撑这一阶段的不是金钱，而是对生命的尊重。但很多人忽略了这一阶段，或者是到临死时才悔恨自己始终没有建立起对自己肉身的尊重，而任意挥霍了一生。最后是心灵自由——是剔除了贪嗔痴对生命的困扰，而由对生命的尊重进而发展为生命的发挥和奉献。至此阶段，是男人，是女人，已不重要；是否长寿，是否短命，也已不重要；重要的是，你真性情地活过，你善意地与这个世界和解了，你美美地享受了肉身和人类精神这双重盛宴。你来过了，你也可以坦然地走了。

　　而这种终结时的坦然、无悔和明澈，就是自在；如果再深感幸福和拥有来去自由的从容，就是大自在。

《黄帝内经》是一本伟大的经典，我真心希望有人能认认真真地学。它并不需要你有多专业，而只是需要你"用心"。

曲黎敏

二〇一六年冬至，于中关村学院

——自序——

孩子，让我们重蒙天恩

关于文化，第一要继承，第二要传承。之所以要继承和传承，是因为它可以使我们生活得更好。有人会说，《黄帝内经》太久远了，我们需要全新的生活。但我们似乎对全新的生活还是缺乏想象，当我们在产房门外听到自己孩子的第一声哭喊时，我们和古代的人们一样会油然地生出那最深沉的感动和欣喜……没有什么能超越创造生命的喜悦，没有什么比知晓我们的血脉因爱的融合而在一个新的生命中奔涌更令我们惊异。当我们把这个小天使拥在怀中，我们知道，一切重又开始，我们重蒙天恩，直至永恒……

因此，我们并没有比古人走得更远。生活虽然日新月异，但人类的情感依旧古老，所以那些经验，那些传统，似乎依旧能熨帖我们日渐苍白的魂灵。

有时真怕自己没有了那种"念天地之悠悠，独怆然而涕下"的情怀，有时真怕自己会媚俗，会去随波逐流，所以始终保留着一点点孤傲，一点点少女情怀，一点点不屈服，一点点任性……所以就始终敬仰孩子，爱慕他们，因为他们的率性，因为他们的纯真……

所以，就不忍他们被世俗所荼毒，所以就战战兢兢，就默默祈祷，希望他们多多少少能沐浴一下传统圣贤的光辉，希望他们能诗意地活着，希望他们在纯净的阳光中嬉戏……而不是生活在水泥丛林中，生活在汽车尾气中，生活在父母愁苦焦虑的眼神中……

于是，就有了这本书。本书我在十多年前就开始酝酿，就开始找出版社，但那时人们兴奋在经济的热潮中，没人在意，人们甚至不想结婚，不想被一个小娃娃绊住手脚……但现在不同了，好多人想再多生一个孩子，甚至没有婚姻的"剩女"们也想当一回单身妈妈……是什么改变了我们？是富裕和金钱吗？还是想让一个新生命唤醒我们业已沉睡的肉体和魂灵？！

　　怎能不惊叹生命的发生，一个小小的受精卵，就那么圆满，就那么不可思议地变成你，难道，人不该感叹，自己何德何能而能够拥有你，不知自己何德何能而能够和天使在一起……更不可思议的是，那个小灵魂是如何选择方向，如果没有一个灵魂对另一个灵魂的渴求、一个生命对另一个生命的信赖，这一切，又该如何发生？！

　　所以，珍惜吧，崇拜吧！正是孩子，让我们认识到自己不过是生命轮回的某一阶段，而人类文化也正是靠经验的不断传承才得以继续下去，如果能把自己的经验、人生的感悟，甚至于我们的柔情，不断地传给后人，也是一种享受，也是一种养生。

曲黎敏

二〇一〇年五月九日（母亲节）

于北京元泰堂

目录 CONTENTS

——第二章——

养胎保胎——精心孕育小生命

——第三章——

胎教智慧——孩子的未来就在父母手中

——第四章——

临产——迎接新生命的诞生

——第五章——

坐月子——产妇身心灵的全面调护

——第六章——

婴幼儿护理——全面打好孩子的根基

—第七章—
幼儿教育——孩子优秀，父母成就

引 子

中国人怎么来的？

如果说人的一生是无穷无尽的重复，那么，一个开头，一个结尾，最令人困惑。因为出生和死亡都没有给人太多思索的机会，所以 20 世纪人类未解的三大问题就是：①我是谁？②我从哪里来？③我往哪里去？人们上下求索，无从勘破。其实，人自有来处，自有去处，唯有洞察起源，才能求个中真谛。

中国人的祖先，是伏羲女娲，还是黄帝？

● 伏羲女娲——中国人的始祖

人类的起源也许很久，但关于我们这一纪的文明，世界却有类似的传说：西方有诺亚方舟，中国有伏羲女娲，都与一场洪水的浩劫有关。当洪水退去，世上只有"葫芦兄妹"——伏羲和女娲存留人间。这是人类的困境，他们必须承担起人类繁衍的重担。提出建议的当然是男人，但女人犹豫着，于是她给了伏羲三个几乎不可能完成的任务。

第一道题是：两人同时从不同的山头向山下扔磨盘，如果两个磨盘合在一起就成婚。老天有好生之德啊，这两个磨盘在空中绕来绕去，最后居然在山脚"啪"地相合了。这叫作大地的恩准。

第二道题是：两人分别在两座山上点柴放火，燃烧的烟气能在天空交汇就结婚。结果两股青烟果真在天空汇合。这叫作蒙天恩。

第三道题是：两人一起绕着山跑，妹妹先跑，如果哥哥能追上她，两人就成婚。从原理上讲，两人速度一致就永远不能追上。这时老天又一次出手相救，他附耳告诉伏羲："你反过去迎着她跑，就能追上她了。"从此男女就这样面对面地相遇了，并且难解难分。

在老天的帮忙下，伏羲圆满完成了三个任务，得以与女娲成婚。可见，男人一定会得天助，女人全得靠智慧生存。

伏羲女娲兄妹成婚开启了原始血缘婚时代，成为人类的始祖。

由于女娲始终感觉羞耻，成婚时就结草为扇，遮住面庞。这就是日后结婚女子要蒙红盖头的由来。

伏羲女娲的传说代代传诵，其真实性固然难以确证；但可以这样说，神话时代是人类早期对于自我生命的初次觉醒。凡是神话，都涉及信仰的核心，跟生命现象有关，像结婚、受孕、怀孕、生产、死亡，等等。只有从神话开始，我们才能为我们现在的所作所为找到一个诗意的出发点。

神话，是人类的童年。童年因为久远而美丽，而魔幻，但并不因此而不饱含真理。

● 谁说我们是黄帝的子孙？

千百年来，"我们是黄帝的子孙"的观念已深入人心。我们是怎么从伏羲女娲的后裔变而为黄帝的后裔呢？这得从我国第一部通史《史记》说起。

《史记》是史学家司马迁的鸿篇巨制，该书从上古黄帝到西汉武帝，谱写了3000多年的历史。在其开篇《五帝本纪》梳理出这样一个氏族谱系：黄帝的第一个太太叫嫘祖，嫘祖生了两个儿子，大儿子叫青阳，二儿子叫昌意。黄帝把皇位传给了昌意的儿子、他自己的孙子高阳。高阳的另一个名号叫颛顼。颛顼又把皇位传给了青阳的孙子，即黄帝的重孙帝喾。帝喾有四个太太：第一个太太叫姜嫄，生下儿子叫后稷，是周人的祖先；第二个太太叫简狄，生下儿子叫契，姓子，是殷人的祖先；第三个太太叫庆都，生下儿子帝尧，就是我们常说的尧；第四个太太叫常仪，生下儿子叫帝挚。帝喾把皇位传给了帝挚，帝挚昏聩，人们很快推举尧代替了帝挚，尧又把皇位传给了舜，舜出身寒微，似乎与黄帝家族无甚关联，但据司马迁推算，舜其实是昌意的第七世孙，也就是黄帝的第八世孙。

有人曾经说过一句话："历史是任人打扮的小姑娘。"读完这个开篇，我们恍然大悟，原来是司马迁的一支生花妙笔，不动声色地重新改写了历史。司马迁以黄帝及其氏族谱系一统天下为文明史的源头，意图讲述他"大一统"的历史观。同时，他想告诉千秋万代：中国人是黄帝的子孙，因为我们最终全是被黄帝的后代统治着。

● **男权抬头，女权动摇**

原始血缘婚时代，女性在历史上的位置达到了第一个高峰。比如女娲，因抟土造人的传说，她被称为生育女神。为了配合人类的婚姻和性爱，她又发明了一种吹奏乐器——笙，笙者，生也。因此她又是婚姻之神和音乐之神。正因为女性拥有生育这一最本质的力量，所以那时的女人被封为女神。

司马迁的《史记》却告诉我们，正是从黄帝开始，男权开始抬头直至扬威，女人的女神地位降至女奴。从司马迁的春秋笔法中，我们可以看出两点：

一是黄帝家族的世袭网标志着父权文化的开始。黄帝是颛顼、帝喾、尧和舜等四位皇帝血缘上的先祖。把黄帝算在内，这五个皇帝以家族血缘为纽带层层传递，皇帝有着无上的权威及无穷尽地对这种权威的继承。

二是男性对皇位的继承权标志着男权文化的开始和女性的女神地位的动摇。因为这个庞大的帝国一直由男性统帅，其权威的承续脉络非常清晰，都是男性。此时的女性已然处于附属地位。

生命从何而来——原始初民的感性解释

● 感生神话——女性的神奇幻想

没有比孕育和创造一个新生命更让原始人惊奇的了。于是人们试图用故事来解读它，这就是感生神话。

女性对孕育的强烈感受大概产生于胎动的那一瞬间。胎动时的灵动，使女人宁愿相信是神灵在赋予她一个新生命。正因为与天地之神灵的交感，使她如此神圣，如此与众不同。哪怕到了今天，怀了孕的妇女仍会感到那种神圣和荣耀。

比如黄帝的诞生，《史记》里有这样的记载：黄帝的母亲"附宝见大雷电绕北斗七星，感而受孕，二十四月生黄帝于寿丘"。于是黄帝的母亲便把雷电、北斗七星和肚子里的胎儿联系在一起。北斗七星又叫轩辕车，因此黄帝还有个名号——轩辕氏。就这样，"华胥之渊，神母游其上，有青虹绕神母，久而方灭，即觉有娠，历十二年而生庖羲""女登感神龙生炎帝"……生命的孕育是如此多彩，男人的作用被排斥在外，"永恒之女性，引领我们向前"。

● 姓氏的来源——因生以赐姓

与感生神话密切相关的第二个问题：姓氏从何而来？古人是"因生以赐姓"，即由母亲受孕时的感应而赐予孩子姓氏。

"姓"是"女""生"两个字组成。简狄"吞燕卵而生契"，因此认为自己生的孩子是黑燕的后裔，而让孩子姓"子"。"修己吞薏苡而生禹"，大禹的母亲修己是吞了一颗薏米之后怀的他，所以给他一个姓——姒。这个姒就是从"苡"来的。

但随着历史的变迁，姓氏的意义开始突显出来。

同姓相育，其生不蕃

● 姓氏、图腾——异族通婚的标志符号

血缘婚作为一种婚姻样式，曾一度盛行于原始部落。伏羲女娲兄妹成婚就是范例。但由于这种婚姻形式属于近亲繁殖，后代易患遗传病。当古人逐渐意识到近亲婚配的危害后，为了人类更好的繁衍，异族通婚于是兴起。

于是，姓氏在异族通婚中扮演重要的角色。西方人把"姓"放在名字后面，是一种对个人的强调；中国人则把"姓"写在名字的前面，其根本原因在于防止同姓繁殖，也就是现在所说的近亲结婚。古代有个说法，叫"男女同姓，其生不蕃"。意思是同姓的人结婚，所生的后代不会很繁茂。

无论西方东方，在远古时代都有图腾，图腾的源头是万物有灵，并且强调人类与动物存在着生命深层的相关性。比如怀孕的妇女在怀孕初期都会做胎梦，在《诗经》里就有梦到蛇是怀女孩儿、梦到熊是怀男孩儿的说法。

姓氏也好，图腾也罢，真正的意义都在于外婚制。

● 抢婚、走婚——最早的异族通婚方式

最早的异族通婚有两种方式：一是抢婚；二是走婚。

（1）抢婚

最初的异族通婚是"抢婚"制。将异族的女孩子抢过去以后，一定要当天晚上成婚。"婚"字的写法可以从侧面证明这一点。"婚"字左边是"女"字旁，右边是黄昏的"昏"，意思就是把女孩儿抢过去以后，必须当晚成亲。用一句俗语说，就是赶快把生米做成熟饭，因为害怕第二天女孩儿的兄弟姐妹会来把她夺回去。

此外，夫家也另有准备。通常情况是，第二天当女孩儿的父兄气势汹汹到来时，夫家赶快出门，亲热地招呼着"岳父""大舅子""小舅子"……那意思是咱们已经是一家人了，从而化干戈为玉帛。如果最后确实解决不了纷争，夫家还有一招，把自家的姐妹嫁给对方的儿子，以平衡关系，这就叫"联姻"。

现在我国少数民族还有抢婚这种形式，不过都是假抢。打个比方，今天男孩子那边来抢婚，两个女孩子就到河边洗衣服，当男方把中意的女孩儿带走后，另一个女孩儿就可以回村报信了。

（2）走婚

《周礼》把每年的三月三定为"法定私奔日"，所谓"仲春之月，令会男女""于是时也，奔者不禁""若无故而不用令者，罚之"。就是到阴历三月三这天，所有的男女一定要去交配，国家非但不禁止私奔，反而会惩罚不私奔的行为。

为什么会有个国家法定私奔日呢？中国的传统文化是集体大于个人，个人服从集体。国家规定这天必须到大地中做爱，一定要"野合"，不是让人寻欢作乐，而是让人们的行为感动大地，让大地也交媾，也生发。

清朝时，雍正皇帝每年三月三都会带着皇后去祭地坛或者是先农坛，进行"演耕"，目的就是为了祈祷当年农业丰收。

可见，三月三走婚的习俗，不单纯是为了种族的繁衍，更为了江山社稷。

现代生活，婚育多变化

中国文化的核心是"生生不息"。本来，结婚、生子已经成为我们生活的常态，人们原以为在亘古不变中不断延续就可以了。可事到如今，问题似乎越来越多，甚至让人无法应对了。

● 适龄男女，越来越难结婚

没有了野蛮的抢婚，也没有了诗意的私奔，在现代生活重压下的男女仿佛迷失了方向，婚姻变得越来越遥远。据专家统计，目前我国至少有一亿适龄男女无法成婚，"剩女"和"剩斗士"们各自"宅"在自我的世界里，既企盼又拒绝，徘徊不定，这对整个社会的和谐安定，都造成一丝不安。

● 婚姻缺乏稳定性

现代婚姻极其缺乏稳定性，比如一些热门流行语：闪婚、闪离等，非常形象地说明了这点。个中原因错综复杂，其中生活节奏加快，男女、夫妻之间的沟通难度变大，从而造成彼此越来越感到疏离和孤独。再者，现代女性越来越独立，打个比方，过去的女人都是裹小脚的，想跑都跑不了，而现在的女人开奔驰宝马，踩一下油门儿就能蹿得很远。女人越来越不需要依附男人，两性关系的这种新变化，打破了千百年来男尊女卑的婚姻秩序，也是导致现代婚姻不稳定的重要因素。

● 晚婚、晚育多，不孕多

现在晚婚、晚育的人特别多，所以不孕的现象，也开始威胁我们这个特别能生育的民族，因为住房压力、金钱压力，我们的身体、精神方面可能都出现了重度的消耗，还有无所不在的污染的问题，无性婚姻多了起来，不孕症多了起来。而且随着现代科技的进步，人们放大了对原始婚姻模式的想象，有些话题可能年纪大的人就没法儿接受，像现在有借腹生子、同性结婚、变性人等。

● 过去养儿防老，现在养儿啃老

中国人在孩子教育问题上也开始举步维艰。在孩子教育问题上，我们中国人花的精力最多，过程也最复杂，教训也最多。我们是否真的理解教育，成了一个大问题。随着孩子社会压力越来越大，现在出现了啃老一族，孩子的断奶期过长，都三四十岁了，这个奶就是断不掉，一直要靠父母的养育。而且老人对孩子也存在着某种情感上的敲诈，我生了你，你就得养活我、关心我，双方的独立性都在减弱，所以如何培养孩子的自立、父母的自立，也成了我们社会当中最急迫的问题。

所谓文化，是一个民族的思想、行为方式及个性的积淀。文化的继承和传承，靠的都是人，而家庭——父母和子女，使得人的传承更具体、更丰富。所以如何体现中国文化的人学和人文关怀，将是我们这本书的要点。

——第一章——

怀孕玄机——把握最佳"孕"势

◆男子的精、女子的血是怀孕的必要条件。除此以外，男子的精子要源源不断、十分充足，女子的月经要准确，人才可以怀孕。

◆古今中外关于生男生女的说法有很多，实际上生男生女都一样，都是自己的孩子，都是爱的结晶，我们给孩子以爱，而得到的是更多的爱。

◆中医认为：男子破阳太早，会伤精气；女子破阴太早，会伤血脉。就是说，男女间的性生活不能开始得太早，否则影响以后的生育。

◆女子的最佳生育年龄在 23~35 岁，而 23~28 岁，最好生育过第一胎。超过 28 岁，女子的身体开始走下坡路，气血逐渐下降，会影响生育的质量。

◆男子的最佳生育年龄在 30~45 岁，男子在 30~36 岁生育出的宝宝，身体和意志力都是最完美的。

一

怀孕的奥秘——阴阳和谐

关于生命的产生，《易经》里说："天地氤氲，万物化醇，男女媾精，万物化生。"

"氤氲"指的是天地处在一种混沌的状态。"化醇"的意思是变化而精醇。《易经》这句话中的男女不仅仅指男人和女人，也代指阴阳两性。

这句话的意思是说：天地之间阴阳相互作用就化生出万物。万物产生的前提条件是阴阳交媾，有了阴阳交媾，才会有天地万物生生不息的本性。人类只是浩渺宇宙中的一粒尘埃，但人类这个幼小生命的诞生原理也是如此。

具体到我们人的怀孕，需要什么条件呢？

父精母血为怀孕之本

古人认为："男子以精为主，女子以血为主。阳精溢泻而不竭，阴血时下而不愆。"

这句话首先是说：男子的精、女子的血是怀孕的必要条件。除了必要条件外，还需要"阳精溢泻而不竭，阴血时下而不愆"。意思是男子的精子要源源不断、十分充足；而女子的月经不能过期，也不能提前，要按时而下，只有经期特别准，排卵期才会准。这样，人才可以怀孕。

西方医学对受精机制的解释是：男人一次释放的精子约 3 亿个，在从子宫口到输卵管的奔跑路途中，大部分精子会因宫颈黏液及子宫内的白细胞而死亡，能到卵子附近的不到 100 个，接触到卵子的精子群要齐心协力地用顶体的酶溶解卵子的外壁，当唯一幸运的精子进入卵子后，细胞壁的保护膜就会硬化，将其他精子驱除在外。当卵子和精子的细胞核相互融合后，受精的过程就结束了。

这真是个惊心动魄的故事，人类的全部历史可以说都有这个故事的影子：为了争夺卵子，形成受精卵，精子之间要进行一场激烈的角逐，也正是由于这个原因，精子的个头一定要短小精悍。这期间，人体最大的细胞——卵子贞静地在原地等待，只有最强壮的精子才能与之结合。精子的故事也挺感人的，为了抵达目标，要克服千山万水、艰难险阻。卵子的外面还包着一个硬壳，这些精子千军万马般地涌来，但是能最终跑到卵子身边的已经所剩不多，然而一般情况下，最终只有一个精子能穿进去，形成受精卵，然而只依靠自己的力量是进不去的。所以，这时其他赶到的精子并不是绝望地死去，在死前它们一定要齐心协力地帮那唯一的成功者打开通道，咬开卵子的外壁，将自己的兄弟送进去……

这里面有几个要点：首先，只有最强壮、最勇敢的精子会把自己的基因传下去，所以我们在鼓励小孩子的时候完全可以自信地说"你是最棒的那一个"；其次，精子只有源源不断，才会有足够多、足够强的精子帮那个最强壮的精子打入卵子中。在现实生活中，精卵结合的过程也像男人一生的奋斗过程，叫作"一个兄弟三个帮"。

男子的精多、活力强，女子的月经准、血足，是怀孕的必要条件，但还需要"阴阳交畅，精血合凝"。意思是男女的性生活要和谐，父精和母血合为一体，这样才更容易怀孕，并生出好的儿女。

受孕源于"男女胥悦，阴阳交通"

古人说："男女情动，彼此神交，然后行之，则阴阳和畅，精血和凝，有子之道也。若男情已至，而女情未动，则精早泄，谓之孤阳。女情已至，而男情未动，则女兴已过，谓之寡阴。孤阳寡阴即不中，譬诸鳏夫寡妇，谓之不能生育也。"人高兴时阳气多，抑郁时阴气多，多阳者多生气，多阴者多杀气，生杀之气，就是孕育贤愚之机关所在。

"阴阳交畅"其实与《易经》里说的"男女胥悦，阴阳交通"是一个意思。这是在说，要想怀孕，性生活中的男女都要愉悦动情。如果男女没有动情，不能把先天的"淫根"搅动，即使过再多次的性生活，也很难怀上孩子。

这里的"淫根"指的是一种先天的灵性。佛教里有个名词叫"阿赖耶识"，道教里叫"藏识"。从佛学角度讲，我们人死之后，一切都将泯灭，只有"阿赖耶识"还会存活，它还会在宇宙中飘荡。从道教角度讲，"藏识"这个东西你不启动它，它是不会来的。只有当"藏识"进入受精卵后，受精卵才真正成为有生命的受精卵。也就是说，只有"神明"能够进入受精卵，才会孕育健康的宝宝；否则，生出来的孩子就会有问题。这个"神明"进入的过程，中医上用"沤"这个字来形容，意思是就像在沼泽地一样，慢慢抚育这个"淫根"，它才能长大，才能"精血合凝"而成为受精卵。

男女在情绪很放松、精神很愉悦的情况下，经脉就会通畅，精血自然合凝，怀孕这件事也就水到渠成。反之，越是常年不怀孕的人，越容易紧张，紧张使得人整个的气机焦虑，造成经脉瘀滞，阴阳无法通畅地交合，怀孕也就变得更加困难。有个故事，《蜗居》一书的作者六六，曾出过一本写自己孩子的书——《偶得日记》，里面说起过自己怀孕的事情。两口子一开始总怀不上孩子，于是向各方"神圣"请教了无数方法，甚至包括做完爱后拿大顶，以防精子跑掉。但不管怎么拿大顶，照样怀不上。到后来，六六两口子彻底绝望了，也懒得再想这件事，精神上彻底放松了，结果孩子就简简单单地来了，怀孕了。欣喜感叹之余，给孩子取名"偶得"，意思是偶然得之，是在她根本没想要的时候老天送来的。这个故事很值得想要孩子的人思考。

男女动情，子孙繁茂

男子动情有三个表现：一是"阳道昂奋"，生殖器会勃起，这是肝气所至，因为肝主筋，生殖器是男性最大的筋；二是"壮大而热"，变热是心气所至；三是"坚劲而久"，能持久是肾气所至。

男子可以用这三个指标来对照一下自己：如果不昂奋，生殖器总是偏软，就是肝气不足；如果生殖器不热，就是没有动心；如果热而不久就是肾衰。

所以，要想怀孕的话，男子的养生重在清心寡欲，养护好肝、心、肾这三个脏器。肝气盛大，精子才有力；心气强盛，精子不会冷；肾气强健，精子的量才会多。这是怀孕的关键。

女子动情有五个表现：娇吟低语心也，合目不开肝也，咽干气喘肺也，其身自动脾也，琼液浸润肾也。简单说，就是心肝脾肺肾全要有所行动。

男女动情，才可以彼此神交。有的夫妇在一起生活了很久，却很难神交，因为他们的情感总是不能协调一致。中国自古就强调夫妻要恩爱，但在现实生活中，男女的契合其实是一件很不容易的事情，原因还在于男女性情的差异。

传统文化认为，男人为阳，代表生生不息，在行为方式上就应该主动；女人为阴，女子的德行就是厚德载物，能够宽容忍耐，在行为方式上属于被动的一方。阴阳合抱，才是完美的圆。

在性爱过程中，求爱的是动物，被爱的是植物，性爱结束后，离开的当然是动物。女人内心存留的是被珍爱的甜蜜，男人则用性来证明归属。

因此说，凡是阳性的东西都主动，凡是阴性的都主静。男女一个很大的不同，就是男人一般都在说事，很少坐在一起谈情，所以男人自然要比女人想得长远一些。男人说事是有逻辑性的，这一步，下一步，再下一步，这事该怎么办，等等。而女人呢，是在谈情。情是什么，情就是眼前的事，不长远的事。女人最想要保护的是她的孩子，为了孩子女人可以只顾眼前利益，所以过去有一句话，"头发长见识短"，就是这个意思。因为女人不管别的，她只要现在让她的孩子活下去就可以。从这点来说，其实女人是有大无畏牺牲精神的，不是为她自己，是为她的孩子。

因此，如果女子不察丈夫之意，男子不晓妇人之性，彼此之间互不理解，就无法通达人伦之道和生育继嗣之理。

所谓"察丈夫之意"，就是要知道男人的生理和心理特点，以及家庭对男人的意义，他视家庭为心灵的港湾，在这里他有尊严、有爱、有脆弱，渴望被妇人仰慕，并且这个女人可以不断地示弱来激发他的男子气概……男子也要通晓妇人之性，女人渴望爱，渴望被关注，渴望体贴……夫妻和睦了家庭就会和和美美。就像古人说的："夫妻恩爱契合则生恭敬，恭敬则富贵长命，而子孙蕃育。"夫妻之间相敬如宾，彼此对生活心存感恩，情感交流顺畅，家庭内部阻力减到最低，自然富贵长命，子孙繁茂。

同时婚姻中的男女还要明白，婚姻会消伐人的激情，会使人倦怠。这就更需要人的耐心和智慧来为婚姻保鲜。

生男生女，谁主沉浮？

生男生女这件事，自古就有说法。

古人说："阴血先至，阳精后冲，血开裹精，精入为骨，而男形成矣。阳精先入，阴血后参，精开裹血，血入居本，而女形成矣。"阴血先至，是指女子的性高潮在前，男子的性高潮在后，这就叫"血开裹精"，生男孩儿的概率就高，一般说来，女人元气足，则性高潮快；元气不足，精少，则性高潮慢，或无。如果男子先兴奋，而女子的反应特别慢，阳气不充足，那么男子先达到性高潮，女子的性高潮在后，精散后会裹住血，因为女子是以血为主的，血在里面自然生女孩儿的概率就高。也就是说，古人认为生男生女这件事情，跟夫妻的元气及情绪有关。

由于男女的年龄也跟元气有关，则对生男生女也有些影响，如果"父少母老，产女必赢"，就是说父亲要比母亲年轻的话，一般容易生产赢弱的女孩子；"母壮父衰，生男必弱"，如果母亲身体强壮，父亲身体偏孱弱的话，容易生男孩儿，同时男孩儿的身体也相对偏弱。针对这样的孩子，中医认为，补赢女则养血健脾，补弱男应壮脾节欲。

西方医学对生男孩儿还是生女孩儿也有一些说法。比如说，他们认为如果母亲是碱性体质，就更易生男孩儿；如果母亲是酸性体质，就更易生女孩儿。

还有一种说法，认为性生活太过频繁的话，容易生女孩儿，因为性生活频繁容易导致体质偏弱，体质弱就容易生女孩儿；而如果比较寡欲、节欲，生男孩儿的概率就会大。

说句实在话，生男还是生女这个问题，无论是中国古代医学，还是西方现代医学，观点正确与否，都不重要，生男生女都一样，都是自己的孩子，都是爱的结晶，我们给孩子以爱，而得到的是更多的爱。

二

房事养生——高质量传宗接代的法宝

《黄帝内经》中非常注重人体的阳气问题，认为对人体阳气损耗最大的莫过于房事。现代西医也认为生殖之精是个体寿命差异的一个根本原因。

中国古代对于房事、授胎有很多充满睿智的见解，非常值得想怀孕生子的育龄夫妇借鉴。

房事养生其实是生育文化的一个部分，它的要旨是增加精气，减少损耗，帮助育龄夫妇更好地完成怀孕这件人生大事。房事养生对如何进行有质量的怀孕提供了从理论到实践的诸多知识要点，它绝非是老百姓一贯误解的男女间的淫荡行为。用现在的话说，房事养生是一门科学，而且是一门帮助我们高质量传宗接代、孕育健康宝宝的生育科学。

所有文化的源头都有对性的崇拜

生殖崇拜是原始初民普遍的观念意识。当以家庭为单位的宗法社会出现后，人们祈求人丁兴旺的愿望越来越强烈，生殖崇拜也就更为强烈。于是性崇拜分为生殖器崇拜、生殖崇拜和性交崇拜三方面。生殖器崇拜最初是女阴崇拜，当认识到男人在生殖中的作用后，又出现男根崇拜。

原始初民并没有在情感上有更复杂的困扰，那是一种群居的生活，生存是第一位的，婚恋显然无足轻重。私有制产生的一个显著明证就是把某个女人据为己有。随着人类精神的不断进化，人类更走向某种极端：禁欲或纵欲。

男女二性的关系由最初的阴阳混沌如一而变为水火不容、相互利用的冲突的双方。于是人类的精神生活也开始了痛苦的抉择：要么禁欲，要么纵欲，要么结婚。

儒释道三家性论

● 释家的禁欲主义

在释家看来，人生的一切都是幻境，绝不可靠，肉体也不过是一些渣滓，唯有内心的觉悟才是真谛。

女性一旦不再作为异己的力量存在，不再作为男性欲望的对象，她们便得到了释迦的尊重。

禁欲的动机通常有二：

一是人生痛苦，爱欲便是其中最苦；二是自我禁欲可以比世俗生活获得更有智慧、更快乐、更有力量的生命。自觉地放弃一种快乐以加强另一种快乐，牺牲掉恩爱的感触以保持一颗清醒的心灵，以期最终达到一种与神性结合的快乐……从凡夫俗子的混乱心境演变为自制的圣人。

● 道教的房中采战

中国的道教把男女之间的问题变成了关于一场战斗的比喻，要么她是个大魔障，要么她是个大拐杖。道教内丹房中术的全部主旨就是通过性、消灭性、超越性。如果说，"人的躯体结构就是人的命运"（拿破仑），逃避肉体就是逃避做人、就是逃避精神，那么，道教关于肉体的态度始终是一个难以逾越的高度。

从老子《道德经》起，就开始强调女性的力量和阴柔的无坚不摧性。从某种意义上讲，老子是个女性崇拜者，这种崇拜的心境到了后来的道教之中，有了更深的变异：女性成了得道成仙的大拐杖。然后便有了黄帝御女三千，白日升飞的神话，帝王般的糜烂生活在"审夫阴阳""和平寿考"等养生理论的修饰下变得更加恃无恐。男女性爱变成了性与自爱，性不再与爱相关，不再与激情甚至是本能相关，它成了一门纯粹可操作的技术，飘忽在人性之外。"过犹不及"，纵欲比禁欲给人类带来更大的灾难，正常的情感湮没在血腥的男女采战之中，宫廷由此变得疯狂而更加荒诞。

但其中也有重要的启示：人们不再将自己封闭在孤独的精神境界中，而是开始充分挖掘肉体能量的各种可能性，并希望通过肉体能量的释放与吸收找到通往长生的门径。

这确实是对以往传统禁锢思想或情感泛滥的一种反动，是一场关于生命再造的实践。它使我们从以往的肉体的鄙视或恐惧的态度中解放出来，并试图开始对肉体的发挥。但由于它完全摒弃了情感的介入，使得这场实践缺乏人性。它对于医学上的意义至今我们无从判定。但从社会意义上讲，它强调一种轻松、欢乐的人生观，强调男女阴阳之融合，而不是分离，承认妇女在事物上的重要性，认为健康长寿需要两性的合作，不受禁欲主义和阶级偏见的约束，这些都显示了道教与儒、释两家的不同之处。

● 儒家的婚姻颂

卢梭曾说："生理方面的爱是人人都具有和异性结合的欲望，精神方面的爱，则是把这种欲望确定起来，把它完全固定在唯一的对象上。"正是这种人为的情感使人类发明了婚姻。婚姻制和它所带来的情欲节制，使失去控制的自由归顺于职责。人类社会也开始因此而有序。

所以中国古代最著名的儒家经典开篇统统都是对婚姻制的赞美：《易》基乾坤、《诗》始《关雎》、《书》美厘降、《春秋》讥不亲迎……"夫妇之际，人道之大伦也，礼之用，唯婚姻为兢兢。"（司马迁）阴阳之变，为万物之统帅，匹夫匹妇之爱，是弘通之始。婚姻使人们摆脱了禁欲背后对异性的恐惧，和纵欲行为中对异性的剥削与利用。一个男人，一个女人在神的面前结合，并表示生死与共，终身厮守。这是人类最感人的发明，它通过人的忍耐，人的无所畏惧，以及人的爱情将人提高到至善的境界。

　　但婚姻带给我们的困惑并不比禁欲或纵欲给我们的更少。在一种相对稳定和舒适的环境中，两性都开始失去一部分强悍性和气力。他们更善于合作、容忍、屈从，但他们要共同承担的东西更多；他们要对整个家庭负责，对人类的繁衍负责……性爱被生命之外的东西所拘束，人们精疲力竭，渐渐地性爱的狂热消融在生命相濡以沫的悲伤与欢愉中……就这样，失去乐园的人们在理性之光的照耀下，重新找到生命的峻厉与尊严。

　　到底什么是性爱的理想状态？那将取决于我们精神和肉体的共同判断与共同抉择。任何单项的选择都将意味着失败。只有同时促进身心健康的作用，才能帮助人们在自然和社会两种环境、两种规律中游刃有余。而一个健康的人首先意味着对自己诚实，性爱尤其是一种真境，容不得半点虚假迷乱，在这种真境中，诚实与静心将使人们沉醉于那个生命的暗示：任何精神的历程只有汇合肉体的历程才更完满，而任何肉体的历程也只有升华成灵性的历程才更高贵。

　　这是一个新的契机。不再将性停留在肉体的层面，当两个身体的结合成为两个空冥灵性的结合时，爱与性便成为神创生的土壤（每个人都有神的种子）。这是一种深刻的从阴阳交合到阴阳突变的交融，哪怕只有一次，这种过程也意味着永恒。

　　无论禁欲、纵欲还是遵守婚姻的法律，如果不能使我们摆脱肉体官能色欲的折磨，那它都是劳而无功，是一种能量的巨大浪费，是人生苦恼的源头，是无法痊愈的病态的伤口……只有当你充满喜悦而又心性空灵时，你才能体会那种真正的结合，你性别的局限性已深深地臣服在那片纯粹的光芒之中……就这样，你从生命的黑暗之中挣脱而出，结束了你生命之中的欲望的焦渴。爱、静心与神圣使你变得强健有力，并完成了自我的飞跃：从祭坛走向神坛；从乞讨者变为给予者；从被创造者一变而为创造者。

医家的房事养生

● 欲不可绝

中医讲：独阳不生，孤阴不成。意思是如果只有单纯的阳气，就全是气化的状态，也没法成形，万物无从生发起来；如果只有单纯的阴气，就是凝聚，虽然成形了，但没有气在里面运动，仍然是一个死物，不具有生命力。阴阳唯有和合，才能生化万物。

所以，古语有：圣人不绝和合之道。圣人并不反对男女交合，也不赞成独身。圣人认为，男女交合是气血的本性使然——男人"精盛则思室"，女人"血盛则怀胎"，男人如果精特别足，就会渴望男女之事；女人如果血特别足，也会有生育的欲望。这就是中国文化的核心：阴阳和谐，阴阳匹配。

婚姻生活对人的养生来说意义重大。我们去那些长寿村就会发现，那些长寿老人的婚姻生活以及夫妻感情一般都是比较完美的，和和美美地过日子，健健康康地享受生活。而那些天天总打架恒气的夫妇，不仅仅是生活得不开心，而且都没法长寿。

● 欲不可早

中医认为：男子破阳太早，会伤精气；女子破阴太早，会伤血脉。就是说，男女间的性生活，不能开始得太早。这点对我们现代社会具有很大的指导意义。我记得前一段报道有个女演员，接受采访的时候说："现在哪个女的要说自己 21 岁了还是处女，就是太不要脸了。"我觉得说这话的人够悲哀的，且不说她说话粗俗，连起码的一点文化素养都没有了；而且关键是，这种行为直接影响以后是否能顺利怀孕、顺利生育子女的问题。现在的不孕症这么多，其实跟男女青年过早地开始性生活不无关联，男子伤了精，女子伤了血，如果年纪轻轻时再多次流产，到真正想生育时就会出很大的麻烦。

"欲不可早"，这么简单的一句话，就揭露了生育健壮后代的关键点。孔子最著名的养生观念是"君子三戒"，即"少之时，血气未定，戒之在色；及其壮也，血气方刚，戒之在斗；及其老也，血气既衰，戒之在得"。意思是说君子有三件事要警觉：年轻时，血气尚未稳定，要警觉贪恋女色；壮年时，血气旺盛，要警觉争强好斗；老年时，血气渐衰，应警觉贪得无厌。

"色"指的是男女色欲。在少年时期，血气尚未稳定，如起色欲，就会百病丛生，寿命短促，所以少年时要"戒色"。

要"戒"色就要靠自己的意志力。不论男女，年轻时候一定要在情欲方面有所控制，把自己的精力放在学习和工作上，达到一种"升华"。

我们现在的社会处在一个开放的格局中，中国的家长往往处在一种两难的境地：一方面不知道怎么跟孩子交流；另一方面也没有时间跟孩子沟通。而现在的孩子又讲究自由独立，性格逆反，往往拒绝家长的指导和帮助。这确实是一个难题。我的观点还是，先从道理上说明白，怎么做对个人好，怎么做对个人不好，会产生什么后果，对至于听不听，每个人脚下的路都是自己走出来的。

● 欲不可纵

如果放纵欲望，面临的将不仅仅是不孕的问题，而且还会减损个人的寿限。

中医认为：纵欲首先会损伤肝精，肝精受损会后出现的病象是眼花，同时眼睛里没神、没光；再接着会损伤肺精，肺气大伤就会感觉全身没劲儿，这是因为肺主一身之气；然后是导致肾精不足，肾精不足，人就会精气神很差，就会造成牙齿和头发的脱落；最后如果纵欲无度，就会导致脾精耗散太过，人体表现为肌肉无力、身体消瘦。

中医文化对"精"特别珍惜，有"夜失一滴精，日失一头牛"的说法。有很多人看到这句话后，又走入了另一个误区——忍精不泄。男子忍精不泄也会对身体造成伤害，会导致瘀滞之病，比如前列腺疾患。中国文化推崇中庸之道，是很有道理的。

● 欲不可强

房事不可勉强，如果两个人有一方不想，就不要强求。强求就会使人情绪不畅，心情郁闷，结果导致身体出现问题。

因为房事不畅而导致的疾病有很多，比如腰痛、体瘦、惊悸等，继续透支身体的话，脸色会越变越黑。如果伤了肾精，还有可能造成耳聋。

现在有很多人贪图房事的快感，总想持续的时间更长，靠服壮阳类的药物来维持房事，这是个巨大的错误。要知道，这类壮阳药物的根本在于重调元气。我在《从头到脚说健康》一书中详细解释过人体的元气问题，元气是人得以存活的根本，重调元气，人容易猝死。我们不要因为贪图一时的享受，而丢掉了我们只拥有一次的生命。

受孕有诸多禁忌

关于受孕，古代有"三虚六忌"的说法。

● "三虚"之日莫做爱

"三虚"分年虚、月虚和日虚。要旨在于一年四季的养生都要遵循节气、天地的变化规律。

（1）年虚不做爱

年虚有两个：第一个是节气中的冬至。古代有"冬至一阳生"的说法，冬至这天是真火正伏，真阳就在要起未起之时。这一天又叫"此一年之虚"，意思为冬至这天是人一年中最显虚弱的时候。从养生上说，我们可以在冬至前四天开始，到冬至后四天结束，共九天里用艾条熏灼肚脐周围，这样来年不容易闹病。女子尤其是少妇，用艾条隔着姜片熏灼肚脐，可以让阳气生发。一根艾条差不多够一家三口人熏灼，一根艾条才几元钱，既养生保健了，又很经济实惠。而且从民俗上讲，冬至这天如果屋子里有些艾草的香气，特别地辟邪。

家里常备艾条，还可以急救。小孩子如果因风寒而肚子疼的话，又不想打针吃药，用艾条隔着姜片熏灼肚脐就是一个很简单实用的方法。这种方法治小孩子拉稀一绝，比吃药好。现在很多医生爱给孩子开消炎药吃，往往导致孩子大便干燥。艾条熏灼肚脐可在人体内固摄住阳气，解决拉稀的问题，使用时我们注意别烫着孩子即可。

第二个年虚是夏至。俗话说："夏至一阴生。"夏至这天多在公历的 6 月 22 日左右，夏至这一天一阴初起，真水尚微，也是一年中人体偏虚的时候。

冬至和夏至这两天，都是阴阳气机转化的时候，天地之气的运动较为活跃，而人体却处于比较虚弱的状态，所以最好不要在冬至和夏至这两天和前后几天行房，一方面耗损元气，另一方面精血质量不均衡，如果怀孕的话，孩子有可能乖戾、怪异。

（2）月虚不做爱

一月之虚指上弦月的前几天、下弦月的后几天和看不见月亮的那几天。

月亮在中医里代表太阴。在上面说的这几天中，天地间的阴气过盛，这几天也最好别做爱。如果做爱怀了孕，就有可能对孩子未来的体能以及智商有所影响。所以，美好的事最好在花好月圆之夜进行，顺应天地，道法自然。

（3）日虚不做爱

一日之虚是指天地出现晦暝风雨的情况，比如日食或月食，在这样的日子不要有性生活。日食、月食出现的时候，是天地间气机变化最为强大的时候，这时自然界的外力容易损伤身体。

2009 年出现过一次百年不遇的日食，很多人争相观看，从养生的角度说，这么做并不妥当。报纸上报道了一件有趣的事，日食刚一出现，动物园的动物就全都回窝里去睡觉了，等日食结束，才出来活动。动物们的表现跟人类恰恰相反。动物对天地之气比人更为敏感，在阴阳之气的力量都特别盛大的时候，它们懂得自己的能量不能对抗自然的能量，那么最好的自我保护就是安安静静的睡觉，安安全全地度过这段时光。

这是动物遵循生命本能的一种表现。回避自然的强力，才是正确的养生之道。

再比如，有的父母性格很温顺，但生出来的孩子却性格很暴戾，很多家长百思不得其解。这种案例不算少，其中很有可能的一个原因就是当初父母是在雷鸣闪电的日子里做爱怀孕，生出来的孩子身上有天地自然的邪气，性格上就往往有一定的缺陷。

中国古代对行房的时机看得很重，强调避免在"三虚"之日行房，这点值得我们今人借鉴。

● "六忌"之时不行房

古代"六忌"的说法比较复杂，我将其大致作如下分类：

（1）本命正冲

排在"六忌"首位的为"本命正冲"。

这涉及传统文化中的命相八字等内容。比如十二生肖，属龙的最好别生属猪狗的孩子。因为从生肖的相生相克来说，龙和狗相冲。当然，相冲也不见得全是坏事，有的人可能越冲越弱，但也有可能两人都往正气方向冲，越冲越旺。属龙的生属鼠或属猴的孩子就比较合适，因为不容易产生冲突，彼此会和谐相处。因为在属相里，龙、鼠、猴是三合局，龙与鸡为六合局。在家庭里，不像在社会上，在社会上遇到脾气禀性不投缘的人可以掉头走开，在家里，我们强调的是稳定和长远，所以最好少起冲突，和乐为妙。

这就是八字命相的问题，听起来有点像封建迷信。其实这也是传统文化的一个部分，个中的道理和妙处在历史的长卷中逐渐遗失了，但我们人类不应该对未解的事情一律采用批判和一棒子打死的态度来对待，就好像牛顿的力学原理曾被世人视作真理，但爱因斯坦的相对论出来后，等于又作了一次巨大的颠覆，那爱因斯坦的理论就会成为主宰世界的真理吗？没有永恒不变的真理，不破不立，人类就是在不断的好奇、探索、发现、颠覆中，推动着世界的不断发展。

十二生肖的相生相克我会在以后出版的书中作详细讲解，在此就不全面展开了。

（2）酒后忌行房

酒这个东西很神奇。我们常说，"酒后误事""酒后无德"，这都在说饮酒的坏处。但酒也不是纯粹的坏东西，比如有的人喝了酒以后，会感觉通体舒泰、心情愉悦。这是为什么呢？中医认为，适度饮酒可以通经脉。

中国最古老的药就是酒。那时的酒就是我们现在说的醪糟，它的度数不高，适当饮用可补益气血。饮酒就怕过度，过度就容易损害到肝。

酒还有一个特性，它容易在体内产生湿热，尤其是男子，体内有湿热是生育大忌。从生育角度讲，湿热会导致男子的精子纯度不够，精液瘀滞。所以中国古代认为适当饮酒对人体有一些益处，但切不可过度。我们都知道的大诗人李白，号称"酒仙"，一生嗜酒无度，写下无数脍炙人口的好诗。酒有生发之性，没有酒，李白或许真的写不出来这么多流传万世的好诗。但从传宗接代说，酒就毁了他的子孙幸福，李白的孩子就没有什么聪明机灵的。

若想生个健康聪明的宝宝，就不要在酒后行房，这是一个最基本的原则。很多人在怀孕前几个月就开始作准备，不抽烟，不喝酒，这种"封山育林"就很好，是对自己负责，对未来的孩子负责，值得提倡。

对于女性来说，其实不光是在受孕之前不要饮酒，怀孕后过度饮酒对孩子的损伤也很大，很容易生出"癫、狂、躁"的孩子。另外，在哺乳期也不能饮酒。

（3）大怒忌行房

人在生气的情况下不要行房。

生气、愤怒会使人的气血上冲，下焦精血虚弱，而且此时人体气机被憋，这种情况下怀孕的话，生下来的孩子容易长疮。

长疮是气滞、血瘀的一种表现。如有湿热之毒，会进而形成痈疮，更难医治。而且大人经常在生气、愤怒的情况下行房，自己的身体也会出现这样的病症。

（4）恐惧忌行房

现在有些年轻人因为条件所限，或有些成年人因为婚外情而在行房时受到大的惊吓，这对人体会造成极大的伤害，出现阳痿、多汗、心悸等。这时如果怀孕的话，孩子容易流产，因为"恐则气下"。

人如果总是处于恐惧的情绪中，久而久之就会出现自汗的问题。自汗是指人坐着不动也会哗哗地流汗，这是阳气特别虚弱、固摄能力不足的表现。阳气不收敛，时间久了就有可能出现盗汗的问题。

盗汗是指夜里睡觉不活动的时候也会出汗，这种盗汗又叫贼汗。如果一觉醒来，总是一身冷汗或者一身黏汗，都是身体不健康的表现。这种情况持续下去，人体会越来越虚弱，慢慢转变成痨病。

（5）病时忌行房

行房本身是对阳气的一种最大的损耗，而人生病的时候，最需要调用阳气去抗敌，来治疗疾病。这个时候行房，就是不恰当地使用阳气，会对身体造成双重损耗。

临床上有很多这样的病人，他们通过一些医疗方法，已经调动了身体的正规军（阳气）打败了敌人（疾病）；但是杀敌一万会自损八千，虽然战胜了疾病，人体自身也会有损伤，正是虚弱之时。此时就需要一些方法来慢慢进补，调养生息，比如喝小米粥和吃一些偏清淡的食物（不要吃太咸的食物，盐会调动元气）。这就是治病和养病的原则，即三分病七分养。但这个时候病人不知道自爱，行房事，就等于破坏了这个"养"的格局，会对身体造成很大的损伤。特别是大病初愈的人，一旦行房，有可能旧病重发，甚至死亡。

我管病后初愈的人体叫作"潜龙勿用"。龙就代表人体的阳气。大病初愈，我们要学会藏住这条龙，而不是用它。通过潜伏、调养，待到精气神都足了以后，阳气这条龙才能够腾飞、壮大。

（6）日有所忌不行房

古代养生的道法中有"日月星辰下不野合"的说法，意思就是不在野外做爱受孕。这是因为野外的露水一类的物质对身体会有伤害，影响怀孕的质量。

另外，古人说在庙宇中或其周围也不要有非分之想。因为这些场所是修持的地方，在此有不好的行为有可能触犯神灵。

民间还有在厨房这类地方也不可以做爱的说法，这与风水学有关，认为火是用来烧"五鬼"的。其实风水学的很多问题都出于安全的考量。

古代的这些讲究忌讳，叫作日有所忌。这些事情看起来是敬畏天神，其实都是在强调人要有敬畏之心，真正的目的是想说明，人有了敬畏心才可以自保，这是我们人生当中应该注意的事情。

　　此外，在古代《玉房秘诀》一书中还有"合阴阳七忌"，就是七种情况下不行房：①晦朔弦望，损气生子必刑残；②雷风天地感动之时，血脉贲踊，生子痈肿；③饮酒饱食，腹中彭享，生子癫狂；④新小便后，精气竭，经脉得涩，生子妖孽；⑤劳倦重担，筋腰苦痛，生子夭残；⑥新沐浴发肤未干，令人短气，生子不全；⑦盛怒筋脉痛，两情不合，内伤有病。总之，"听人劝，吃饱饭"，规避不好的行为方式，人心才安定。

三

何时才是怀孕的最佳时期

《黄帝内经·上古天真论》里提到过一个很重要的定律，叫作"女七男八"。女七男八的意思就是女子的生命节律跟七有关，而男子的生命节律跟八有关。

女子每隔七年，生理上会发生一次很明显的改变；而男子是每隔八年会出现一次生理上的变化。这个生命节律恰恰是人类怀孕的一个最根本的基础性问题。掌握了这个规律，我们就通晓了"人什么时候才是怀孕的最佳时期"这个大问题。

女七

"女子七岁，肾气盛，齿更发长；二七，而天癸至，任脉通，太冲脉盛，月事以时下，故有子；三七，肾气平均，故真牙生而长极；四七，筋骨坚，发长极，身体盛壮；五七，阳明脉衰，面始焦，发始堕；六七，三阳脉衰于上，面皆焦，发始白；七七，任脉虚，太冲脉衰少，天癸竭，地道不通，故形坏而无子也。"

《黄帝内经》说女子七岁会"齿更发长"，而男子八岁则"发长齿更"。我们知道，小男孩儿小女孩儿七八岁时都会换牙，而换牙本身可以看作是肾功能的一个表现，因为牙齿是肾的花朵，是由肾气所主，而头发长短是由肝气所主。

肾是主收藏的，肝是主条达的、发散的、生发的。肾气盛是一个根本点。从中医上讲，治疗男女不孕症都是从肾气这个角度着手。

● "天癸"，先天的生育能力

女子在二七一十四岁时会"天癸至，任脉通"。任脉走人体前面的正中线，从会阴处一直上到人中。任脉主血，主女子的生育，任脉跟怀孕密切相关，如果女子任脉不通，月经和怀孕都会有问题。日常生活中，我们可以有意识地锻炼任脉，来增加气血能量。比如，传统体育健身中就常有抬下颏的动作，这样就可有效抻拉任脉，促进卵子的发育成熟。

"天癸"就是指女子所具备的一种先天的创造能力和生育能力。"天癸至"时人体的某一个神秘机关开启，女性的生命为之绚烂。用西医的观点说，女性在八周大的胚胎时，原始卵泡就已经全部形成了，女孩儿一出生，她体内的原始卵泡从2000万骤减到300万，这些卵泡在女性的卵巢中静静地等待着，直到青春期时，一个机关被打开了，女孩儿作为女性的生命开始从抑制中解脱出来，每个月都有15～20个原始卵泡发育成初级卵泡，但最终只会有一个幸运儿发育成熟，并由激素带出卵巢，但她艳丽的生命是如此短暂，如果在24小时内遇不到如意有情郎，她只能抱恨而终……

从上面的描述中，我们是否可以这样解读：天癸如同绚丽晶莹的原始卵泡，任脉之血指的是一种收藏和抑制的能量，而那打开女性生命秘密机关的神秘力量是否就是女子二七一十四时启动的太冲脉？……造物主的神奇是多么的不可思议。

● 冲脉主人一身之性

14岁的时候，不仅任脉血要足，而且还要有太冲脉来带动它。所以《黄帝内经》说"太冲脉盛"才是"有子"的关键。太冲脉就是指冲脉，它也起于会阴，然后沿着任脉的两边分叉后往上循行，在前面跟任脉交合，在后面跟督脉交合，连接着任督二脉。同时，太冲脉还络肾，直接去启动"灵根"，所以冲脉对于女子的排卵及生育至关重要，可以这样说：督脉主人一身之阳气，任脉主人一身之阴血，冲脉主人一身之性。

于是，冲脉对女子的第二性征——乳房的发育也至关重要。冲脉是十二经脉之海，如果十二经脉被堵，必会在冲脉上有所表现，所以冲脉又叫血海。冲脉可以涵蓄人体后天脏腑的气血，然后与先天的真气相合，所以冲脉是一条充沛全身的经脉。

当冲脉激活了先天的任脉后，女性便"月事以时下，故有子"。意思是月经要按时来，提前或错后都是患病的表现。一般来讲，女子月经28天为一个周期，提前或错后两三天都没什么问题。

中国古代的生育文化关于怀孕这件事，其实就四个字——父精母血。一个胚胎若想发育得好，首先看父亲的精，母亲的血。一般怀孕后却经常流产或者胚胎不发育，基本都跟母血有问题相关。而母血的问题一定跟任脉和冲脉有关。

女子14岁时的"任脉通，太冲脉盛"，其实就是怀孕的前提。母亲的血要足，血足的表现就是能够正常地排卵。

此时，女性已具备了怀孕的能力，当然我们一定要注意，具备了这个能力并不是要在此时怀孕，时机还未到。如果这个时候就开始性生活，对女子的身体会造成损伤。古代的说法叫"破阴太早，则伤血脉"。这就好比人生就像在爬坡，有高峰也有低谷，女子的身体到了28岁才是最高峰，而14岁时气机刚启动，属于刚刚向上开始爬坡，如果这个时候就开始耗散身体，就可能永远也爬不上顶峰了，即身体永远达不到最高点。

● 23~35岁，女子生育的最佳年龄

到三七二十一岁时"肾气平均"。这里指的是肾精与肾气达到了气血相平衡的一个状态，处在生发的阶段。这时女子的生命开始出现一个小的高潮。所以传统文化强调女子要"20而嫁"。如果等到30多岁才结婚，生育就会因过晚而产生问题。而我们现在，一些"剩女"到了40岁还没有嫁，从生育的角度来讲，事态已经很严重了。

女子四七二十八岁的时候"筋骨坚"。肝主筋，肾主骨，这个时候女子的肝肾功能发展到了一个完美的极端。然后是"发长极"，头发生长得最旺盛，说明生发的能量也达到了一个很高的顶点，女子在此时身体发育到了最顶峰的阶段。所以古人强调女子20而嫁，20~28岁的八年间，一定要完成第一胎的生育。不然28岁以后，女子的身体就会开始衰老，走下坡路。

● 高龄产妇的问题

女子五七三十五岁的时候，"阳明脉衰"。阳明脉指的是胃脉，这个时候胃气开始衰落。中医认为，胃是生气、生血之所。我们常说"人活一口气"，这口气部分是先天的，部分是后天的，后天的气就是从胃气中来，是从吃的食物中来。对于人的这口气，14岁的时候开始耗散先天，35岁的时候开始耗散后天。现在很多年轻女性为了减肥不好好吃饭，尤其不吃主食，日久天长就很有可能造成贫血。一旦节食减肥，人的气血就会明显不足，脸很容易憔悴，出现衰老之相。

女子35岁时候，胃气开始衰落，气少血少，而女子的怀孕跟血相关，气不足就收摄不住胎儿，血不足就不足以养胎儿。因此，现实生活当中很多大龄妇女怀孕后，就很可能出现胚胎不发育或是流产等一系列问题。

女子六七四十二岁时"三阳脉衰于上"。三阳脉指太阳、少阳、阳明这三根经脉。此时，女子的三根阳脉开始衰败，女人的气血会逐渐衰弱，这是对生育最不利的年龄。

女子七七四十九岁"任脉虚,太冲脉衰少,天癸绝,地道不通,故形坏而无子"。这个时候血不足,收藏的能力不够了;阳气冲脉也开始衰弱,甚至包括肌肉也开始出现萎软,我们最先天的创造能力开始衰竭,子宫等整套生育系统都开始衰老。这个时候就不太可能怀孕了,除非天赋异禀或保养得十分好,气血仍然十分充足。

总结一下女子怀孕的要点,其实就四条:一是时间问题,女子在20~28岁最好生子;二是跟肝肾的关系很密切,也就是涉及气血问题;三是与先天的任脉和太冲脉有关;四是人的身体有高峰有低谷,我们要顺势而为,把握最佳的"孕"势。

男八

"丈夫八岁,肾气实,发长齿更;二八,肾气盛,天癸至,精气溢泻,阴阳和,故能有子;三八,肾气平均,筋骨劲强,故真牙生而长极;四八,筋骨隆盛,肌肉满壮;五八,肾气衰,发堕齿槁;六八,阳气衰竭于上,面焦,发鬓颁白;七八,肝气衰,筋不能动,天癸竭,精少,肾脏衰,形体皆极;八八,则齿发去。"

男子八岁时"肾气实,发长齿更"。意思是男子到八岁的时候头发长长了,也该换牙了。这里我们会发现一个问题:小孩子在母腹里什么都长了,唯独没长牙,而且牙是在出生半年后才会长出来。这是为什么呢?原因就在于牙与肾气相关,而肾气不可提早调动。

- **男孩儿别穿"尿不湿"**

我们对照一下女子七岁时是"齿更发长",这与男子八岁的表述正好相反。这其中蕴含着什么样的道理呢?牙齿为骨之余,是肾气的表现。头发则为肝之余，也叫血之余。中医认为，肾的主要功能是收藏，肝的主要功能是生发。可见，男子是生发在前，收敛在后；而女子是先收敛，再生发。这个道理对应到生育上，就表现为男性生殖器长外面，而女性的生殖器则长在里面。长在外面的，怕热；长在里面的，怕冷。所以男性的养生要点是下体要凉，从小穿"尿不湿"就不合适，而要穿开裆裤；女性的养生要点就是腹部不能受寒，寒邪最影响生育。

我们找一张男女的生殖器图，就可以发现一个有趣的现象，男女的生殖器正好互相搭配：男子有两个睾丸，女子有两个卵巢；男子有阴茎，女子有阴道；男子的生殖器是实的，女子的则是空的。女子的空在于容纳，男子的实在于给予。

民间有句俗话，说女子"三十如狼，四十如虎"，很多人误解为女子在三四十岁的时候性欲旺盛，对做爱这件事需求很大，其实这是一个误解。狼，为生发之象；虎，为收敛之象。这句话意思是说女子在 30 岁的时候会过度生发，而到 40 岁的时候才稍微有所收敛。女子先收敛后生发的这个特性，说明女子在性欲方面后劲偏足，与男子正好相反。

● 破阳太早，则伤精气

男子到二八一十六岁的时候"肾气盛，天癸至""阴阳和，故能有子"。这与我们前面讲到女子 14 岁时"天癸至"的道理是一样的。此时先天的气机开始启动，男子开始遗精，具备了一定的生育能力。这个"天癸至"，我将其比喻为"淫根"启动。举一个例子，报纸上曾经有一个报道，说一个小男孩儿见他的爸爸每次吃了一种叫"伟哥"的蓝色药片后就跟他的妈妈关上门，也不搭理他了，事后还显得很高兴，小孩儿就觉得一定是好吃的，背着大人偷吃了家里所有的"伟哥"。吃后问爸爸"为什么我吃了这个蓝色药片一点也不高兴呢？"这下把他爸爸吓坏了，赶紧抱着孩子去医院洗胃，但最后也没有什么大事。那为什么成年男子吃了"伟哥"就有刺激性作用，而小孩子就没有呢？原因就是"天癸"未开，气机未动，小孩子所有的肾精全用来长个子、长学问、长脑子了。

与女子"破阴太早，则伤血脉"一样，中医认为，男子"破阳太早，则伤精气"。男子不能过早地过性生活，这样会损伤身体，伤了精气，也就没法再达到身体的顶峰阶段了。现在的社会在孩子正值青春期的时候，伤精伤气的情况很多。一是课业压力太重，学习负担过大，使得孩子的精气耗散过度，身体素质明显下降，我们现在的教育更多的不是在谈人格和人性，而只是在谈学问和技能；二是提早地接触了性，性行为过早。所以，我们应该在男孩子到十五六岁的时候重视其人格和身体的锻炼，避免其过早地开始性生活，这是决定将来是否有很好生育能力的核心。

● 阳气足，身体棒

男子到了三八二十四岁"肾气平均，筋骨劲强，故真牙生而长极"。这一阶段是男子阳气最足的时候，会有很多表现。比如，年轻人此时能吃能喝，但血脂并不高，因为其阳气充足；而人老了后，可能天天吃素还高血脂，也是因为阳气衰弱了，整个的代谢功能就会放缓。还有，有的老人可能生一口大气就被气死了，可二十几岁的年轻人生再大的气也不会气死，这是为什么呢？还是因为年轻人的精气神充足，经脉通畅，即使生气也不会都憋着。

男子阳气最足的时候，也正是事业上开始爬坡的好时光。在24～30岁，应该是男子努力工作、认真学会做人的重要时期。因为这个时期男子的意志力不够坚定，需要积淀。意志力跟脾和肾的功能相关。我多次讲过脾的神明是"意"，肾的神明是"志"。"意"是思维的一种关联度，比如当我们看到某种事物时，能马上把自己以前学到的东西与之关联。用现在的商业语言来描述，就是整合资源的能力。"志"指的是一种定力。这个时间段的男子还并不成熟，所以还不是最佳状态，因此不提倡此时结婚和生子。

● 32～40岁，男子生育的最佳年龄

男子在四八三十二岁的时候"筋骨隆盛，肌肉满壮"。男子身体达到了顶峰，肝脾肾的功能达到了顶点，32岁是男子生命的一个最高点。所以圣人鼓励男子30而娶。

那男子在什么时候生育孩子算最好呢？是在32～40岁。叔本华曾说："孩子继承的是母亲的智力，继承的是父亲的意志力。"还有句俗语说："母傻傻一窝，父傻傻一个。"这讲的是如果母亲不够机灵聪明的话，可能孩子的智力就会受到不好的影响。所以开个玩笑说，男子娶老婆时，不应就盯着长相，长相是其次的，应该是挑相对聪明、有智慧的女人。而男子的意志力在三十五六岁的时候最为坚定，这个时候生育小孩儿，孩子就能够有很好的意志力。未来世界的所谓竞争，我认为并不在聪明和才智上，天下聪明的人很多，但能成功的也没有多少。成功的关键在于意志力，也就是思维的广度和定力。

男子在五八四十岁时肾气开始衰弱，所以男子在40岁以后，虽然在处理人情世故方面很成熟了，但是身体开始走下坡路了，起居、睡眠、饮食等方方面面都开始出现问题。比如，20岁的时候一次能吃三大碗饭，但到40岁的时候可能只能吃下去一小碗饭了。

这个时候身体内的阳气开始衰落，它不能带动阴气了，所以此时是阴阳俱衰，而不是阳生阴长。阴阳俱衰的外在表现为动作变慢，思考放缓，人体极易处于一种不健康的状态。按《黄帝内经》所讲，男子到40岁以后就该注意养生了。

● 老年"花心"者，源于对生命的恐惧

男子在六八四十八岁的时候，阳气"衰竭于上"。这时面容开始憔悴，发鬓开始斑白。

男子在七八五十六岁的时候"肝气衰"。男子要想生育子女，全靠肝肾的功能。肝经绕阴茎而行，肝气一衰，筋的功能就会出现问题，男子的性功能水平就开始下降，容易阳痿早泄。肾精也开始减少，肾脏开始衰弱。当然，男人也别觉得到56岁时就一定会出现这个问题，关键还是看每个人的具体身体状况。这也提示我们对自己的身体要有所认知，平时多注重养生。

有些男人在这个阶段会突然地出现多愁善感的现象，甚至有些人会迷恋年轻女子，这其实源于内心对年华已逝、青春不再的恐惧，是抓住、占有青春年少的一种潜意识的表现。孔子在川上吟诵道：逝者如斯夫，不舍昼夜。世间万物都有成、住、坏、空，了悟人生，才是正途啊！

男子在八八六十四岁的时候"齿发去"。意思是说生发和收敛的功能都没有了，但这也不是绝对的，比如孔子就是在他父亲64岁的时候生的他。孔子的父亲叫孔叔梁纥，身体极好，相传他年轻的时候曾经为了救一城的百姓，用自己的双臂托起过城门，是一个意志力特别坚定的人。从孔子一生的经历上也可以看到他的父亲所具有的超强意志力。这也是《黄帝内经》所提倡的，如果人好好养生的话，即使百岁也仍有生育的可能，所以养生给我们的生命提供了一个广阔的前景。

怀孕的最佳年龄

懂得了女七男八的道理，我们就洞悉了生命的节律，就应该顺势而为，调适人体的阴阳，把握最佳的怀孕年龄，以便生育出最健康优秀的宝宝。

把握最佳的怀孕时机，是中国胎育文化中最重要的一点。

女子的最佳生育年龄在23～35岁，而23～28岁最好生育过第一胎。因为在整个怀孕的过程中，胎儿最需要母体的气血来供养，为了激发出全身的气血，母体的五脏六腑都会被刺激和再造。如果28岁之前生育第一胎，母体已经被成功激发，那35岁之后再生育，也不会有太大的问题。而超过28岁，女子的身体开始走下坡路，气血逐渐下降，尤其是35岁之后，就会影响生育的质量。

男子的最佳生育年龄在30～45岁。过晚容易无后。而男子在30～36岁生育出的宝宝，身体和意志力都是最完美的。

怀孕的最佳年龄的界定彰显出中国文化的一个要点——守时守位。无论做什么事情，是国家层面的、企业层面的，还是个人层面的，守时守位都是要点。什么时间该做什么事情，你就要去做，不能跟天地人去对抗。比如，荷尔蒙多的时候人春心萌动，那就该谈恋爱。到了身体最佳状态的时候，那就结婚生子，否则一味拖后或提前，都会产生一系列很不好的问题。现在很多职场的女性在年轻时只知道拼命工作，或者拿谈恋爱当儿戏，换了一个又一个，就是不结婚生子，结果拖着拖着就成了大龄"剩女"。我觉得作为女人，自己一定要想清楚，这一辈子是打算选择干得好还是选择嫁得好，是更愿意相夫教子，还是在职场上打拼。想好了这些，再作出选择。

古人还有一个认识：如果父亲身体比较好，而母亲身体不太好的话，"产女必羸"。"羸"是指身体羸弱。这是因为女人身体不太好的话，阴气就会不足，生女孩儿的话，小女孩儿身体偏弱；如果母亲身体很好，而父亲身体不太好的话，"生男必弱"，这是因为男子的阳气不足，导致生的小男孩儿的身体比较弱。

所以说，如果是女人的身体特别好，男人身体不好的话，最好生个女孩儿；而如果是男人身体好，女人身体不太好的话，最好生个男孩儿。这样对子女的身体比较好。

如何生个好孩子？

如何才能够生个好孩子呢？中国传统文化认为有四点要注意：

● 修德以求福

为什么要修德行呢？

民间有一种说法，孩子生下来有两种：一种是好孩子，属于孝子贤孙，事事顺父母的心，是来报恩的；另一种是坏孩子，不停地给父母添麻烦，惹闲气，是来讨债的。

中国人习惯认为生一个好孩子是上天赐予的。从某种意义上讲，这种看法有命运的意味。谈到命运的话题，貌似有种迷信色彩，其实不然。命代表的是先天的东西，运代表的是后天的一种修为。打个比方，奔驰车是部好车，这叫有命，但假如让奔驰车走山路，那就是有命无运了。但如果换了是拖拉机走山路的话，就叫命当其运，就是很好的象。所以命和运之间是可以转换的。用一句话来概括的话，就是天时地利人和。

天时地利指的是什么呢？我个人认为：一是指时代，比如 20 世纪六七十年代特别讲究出身，一个人的出身红又专，人们就说这个人命好；另一个是指父母，用科学术语来讲，就是父母的遗传基因会给孩子带来影响。时代的大潮无人敢逆，但父母的因素是可以改变的，所以这也是中国人特别强调修为的原因。如果好好修为，种下了善的种子，一定会收获善的果实。过去人们常挂在嘴边的一句俗语：龙生龙、凤生凤、老鼠的孩子会打洞。虽然这句话说得有些绝对，有门第血统的观念，但辩证来看，作为父母，一定要修德以求福。我在后文将详细讲述如何才能够怀孕，如何调适身体，如何调适心情等。

● 寡欲以养心

中国古代特别强调养心的问题，认为养心才能养精。

读者朋友或许会觉得奇怪，生育孩子本是跟肾精有关的事情，跟心情有什么关系呢？其实关系是非常大的。

《黄帝内经》里说：心为君火，肾为相火，君火一动，相火就会跟随而动。欲望太多，心火旺盛，肾火的消耗就会很大，这在中医里叫暗耗肾精。暗耗肾精对身体的损伤远远超过了明耗肾精。所以，怀孕前在行为上一定要强调寡欲养心。

● 求良偶

所谓求良偶不见得是找最好的，而是找对自己最合适的。找到一个可白头到老、恩爱一生的好伴侣，是所有人的梦想。

中国古代关于求良偶方面有很多说法，多侧重为男子对女子的要求。比如，名医孙思邈曾这样讲过选妻之法："看其性行及家法，勿徒慕其富贵。妇家富贵则轻其夫，傲舅姑，性骄妒。"孙思邈主张看重女子的德行和教养，而不是女方的家世。如果女方在财富和地位上胜过男方，就会性格骄横，对公婆特别傲慢。

其实无论男子女子，假如对方的脾气秉性跟自己相和，家庭家族也跟自己相匹配，就更容易组成一个和谐美满的家庭。

● 忌乱服药

忌乱服药的具体内容，我们在后文会详细讲述。

四

中医破解不孕不育症

20 年前，我国的不孕不育率在全世界还属于较低水平，但现在，患不孕不育症的病人越来越多。有统计表明，几乎每八对夫妻就有一对在生育方面有问题，而且年龄越来越年轻，大部分集中在 25～30 岁。

通常，我们把女人不能生孩子称为不孕，男人不能生孩子叫作不育。为什么会有这种叫法上的区分呢？《说文解字》里对"孕"字的解释是："孕，裹子也。从子，从乃。"可见，"孕"是一个会意字，意思是人的腹中有子。这个"人"当然只能是女人。《说文解字》对"育"的解释是："养子使作善也。"可见，"育"的释义重点不在于生产，而在养育和教育。因此，我们会把女人的生育能力叫"孕"，男人的生育能力叫"育"。

不孕不育现象的普遍化，跟社会生活的方方面面都有关系，比如饮食结构、生活压力等。从中医角度来讲，多从经脉、气血上进行治疗。

古代中医对不孕不育症的概括为：三妇无子，三男无子。意思就是三种女人和三种男人不容易怀孕。下面我们具体讲述。

女子不孕症

● 三妇无子

（1）子宫虚寒的女人不易怀孕

我们在前文讲过，怀孕的首要前提是母亲的血要足，血足的表现为月经正常，而如果子宫虚寒，气血虚，就容易出现月经不调、卵巢囊肿以及输卵管不通的病症，这些病症直接影响怀孕。所以女子要想怀孕，首先就要从调气血、调月经入手。打个比方，胚胎就像一颗种子，喜欢温暖之地，子宫如果寒得像冰山一样，种子就无法成活。

（2）夫妇不合、好嫉妒的女人不易怀孕

这种女人脾气大，特爱生气。女子生气必伤乳腺和子宫。乳房的正中线循行冲脉和胃经，外侧循行心包经和胆经。心包主喜乐，人总是郁闷的话，心包经就会出现问题。如果愿望总无法实现，生发不起来，胆经就会出问题。乳房外侧的疾患，多跟心情有关。一般来说，伤乳腺的女人多心高气傲，因为气机总往上调，无法下行。另外，如果总生闷气，子宫容易有瘀血，而有了瘀血，人体就会自动调元气来化解它。如果元气多，月经就会提前；如果元气少，月经就会拖后。这个过程既耗散元气，又耗散经血。同时，肝经环绕子宫循行，肝肾又同源，肝肾功能得不到正常发挥，不仅难以怀孕，而且会得乳腺结节、乳腺增生、子宫肌瘤这些疾病。

（3）性情偏淫荡的女人不易怀孕

古人说"精满不思淫"，即人精气足则能收得住，精气神收得住时就不胡思乱想；当人精气不足、精亏血少时，人就会虚阳外越，出现某种亢进，就会"性"趣盎然，表现轻浮。这种女人由于生活和情感都不稳定，肾精的明耗和暗耗都很多，对气血的损伤很大，易患不孕。如果先前流产过多，到真正想怀孕时也可能怀不住。

● 十种妇科疾患易导致不孕

现代中医对不孕妇女的情况分析得更为详细，列出十种疾患容易导致不孕。

（1）子宫寒易导致不孕

子宫寒一般有以下几个原因：一是气滞血瘀，下焦真阳不旺和生气郁闷都会造成气血瘀滞，气血瘀滞卵泡发育就会有问题；二是气虚，经常腹部有坠胀感，白带多，腥臭，这样的人容易暗产，即在不知不觉中流产；三是经脉不通，气血瘀滞会形成子宫肌瘤、卵巢囊肿以及输卵管不通，或子宫内膜功能异常，子宫环境异常，无法孕育；四是服寒凉药过多也会造成子宫气血凝聚。

现在妇女患妇科炎症的人很多，且久治不愈，究其原因，与大多数妇女目前的生活状态有关：想得多，做得少。如果人老走上三路的话，下三路气血就不足；冷饮、空调无处不在；爱美，尤其是腿部穿得少。而且这种病对西医而言就是不断地重用消炎药，久而久之，削伐元气太过，一遇劳顿就会再犯。出现这种问题时，我还是建议女孩子先改毛病，然后找中医用扶助阳气、固摄根本的方法治疗才是根治之途，比如说，可以在节气或经期时常灸关元、肾腧、命门等穴位，不失为良策。

（2）脾胃寒易导致不孕

我们吃的食物由脾胃变现出来的精华就是血。所以如果脾胃寒凉，相对地生气生血就会减少，血不足就不能供给胚胎能量，胚胎就无法发育。

（3）带脉不通易导致不孕

带脉是人体十二经脉之一，位于我们系腰带的位置。人体中的其他经脉都是纵向的，只有带脉为横向。带脉像牛皮筋一样，是用来约束和调整十二经脉的。如果带脉松弛，其他经脉也会慢慢疲软松弛，而带脉也会慢慢造成瘀阻。女人或男人肚子大就是带脉不通的象。女性的很多疾病跟带脉有关，比如白带多，下焦经常有不干净的东西流出来等。

如何调整带脉呢？我建议大家晚上看电视的时候，可站起来，右手在前捂住肚脐，左手在后捂住腰，来回搓动带脉。第一次搓的时候，一定要搓到身体有通畅感（能打嗝放屁就说明通畅了），搓到心里生出喜悦为止。如果能每天坚持搓，对畅通带脉很有好处。

手搓热了以后，两手内外劳宫穴（手心处）相对，放在肚脐上，既可以休息，也养护了子宫。小腹在中医里又叫少腹，指肚脐以下的这块区域。我们要经常留意护佑住这块土地，这块土地要保持温暖。现在夏天很多女孩子爱穿露脐装，觉得美，其实对身体的损害很大。

（4）肝气瘀滞易导致不孕

此点也在三妇无子中有过分析。那么如何缓解肝气瘀滞呢？平时我们坐在电脑前工作，偶尔休息一下时，可以双手交叉，两腋张开放在脑后，先往左转，然后慢慢屏息一小会儿，再往右转。这个动作很简单方便，能有效疏解肝气瘀滞。因为肝气瘀滞一般就堵在两腋处，而两条胳膊一抬起来，就把肝的瘀滞宣开了。

防止肝气瘀滞最好的方法是保持愉悦的心情。如果一个女人天天沉着脸，老公也不会开心，时间一久，两人的感情就会疏远。人们常说，女人不是因为美丽而可爱，而是可爱了才美丽。女人是否幸福，相貌并不重要，有一个良好的性情才是关键。女人一定要尽量培养自己开朗阳光的性格，不仅对自己好，对他人也好。家庭是由女人来协调的，如果家里有问题，女人应先反省自己是否做错了。

（5）痰气盛易导致不孕

所谓痰，在中医里指痰湿，痰气盛，就是肥脂痰湿代谢不掉。中医认为女子如果脂太多太肥，会闭塞子宫，不太容易怀孕。像这种人应加强锻炼，并服用利湿祛痰的药物，或在食疗中常吃薏米红小豆粥。

我们现在的中国人，可能是全世界吃减肥药最多的，由此产生了一个奇特的现象，在中国，因为体重过轻而死亡的人数已经超过了体重过重的人数。在这里，我要告诫沉迷于减肥的女孩子一句话：只要一味减肥，就别想怀孕！

我们已多次讲过，女子怀孕的前提是血要足，血足全靠吃饭。因为血是从中焦脾胃而来，中焦吃了饭以后，才能产生输布的能量，这种能量就是血。由此可见，中医所说的血与西医的"blood"（血液）的概念有区别。女孩子一旦减肥，身体的元气就开始耗散，到最后就会抑郁，形成厌食症。到厌食症阶段，病情已经非常严重了，因为脾胃消耗食物也是需要元气的。当饭进入胃以后，人体的元气已经非常少了，无力消耗肠胃里的食物，人体出于自保，只能吐出来，保证生命的存活。患厌食症的病人，仅靠心理治疗没有太大的作用，因为元气已经大伤。只能采用微调法，今天喝一点，消化一点，明天吃一点，消化一点，慢慢地固摄住元气。

（6）相火旺的女人不容易怀孕

所谓"相火旺"是中国古代的一种说法，意思是性情淫荡。性是天性，情是后天七情，"相火"指肾中的那点真阳，这真阳是要藏在下焦的，是用来保命或养育胎儿的。而性情浮荡的女人没能好好地把真阳用在正事上或藏住，而是让真阳乱窜，四处离情别恨，终致无子。

（7）肾水衰的女人不容易怀孕

肾水不足，就是肾精不足，一种人是先天不足，体弱多病；一种人是纵欲过度，伤了精血。这种人容易急躁，脾气不稳定，哪怕怀孕了也容易流产。所以，还是调养一段时间再说。

（8）任督二脉的病变导致不孕

女子只要任脉有病就会不孕。男子则是督脉有病就会不育。任督二脉有病多属先天，不好治疗，比如子宫幼小、不发育等。这种病症不容易治疗。

任督二脉的疾病我们可以试图用锻炼的方式来改进，尤其是易筋经、五禽戏、六字诀和八段锦这几套中国传统健身术，具体的锻炼方法我在《从头到脚说健康 2：健身气功与养生之道》一书中有详细讲解，读者朋友可参阅该书。

（9）膀胱气化不好导致不孕

膀胱经的阳气不足，身体的动能就会缺失，且膀胱与肾相表里，肾阳不足，膀胱气化就不足。妇女阳气不足，就"性"趣冷淡，萎靡不振。而且身体感觉没有力气，没劲儿。对于这种情况，我们可以通过按摩膀胱经和服中药来解决。但"虚者不按摩"，意思是如果本身的元气已经很虚了，再去刮痧或推拿，只会使身体更加虚弱。所以要因人而异。

（10）气血虚导致不孕

此点我们在前文已有多次讲述，不再赘述。

但有种情况这里要说一下：有的妇女有子宫肌瘤，所以一旦怀孕，便不知如何是好。如果肌瘤不大的话，一般没有问题，因为肌瘤属邪气，孩子属于正气，邪不压正，孩子的快速生长会抑制肌瘤的生长。等生产时如果采取剖宫产时，可一并取出。

● 医治女子不孕症的方法

（1）补命门

这是一个传统方法，也叫补真阴真阳。那该怎么补呢？首先，我们别伤了命门。吃寒凉的东西就会伤真阴真阳。其次，月经期间要注意保暖，风吹雨淋都会造成真阴真阳的损伤。再有，我们要注重饮食、锻炼以及睡眠。肝主藏血，睡眠会养住气血。也就是我们可以通过日常的合理起居去补命门，而不是靠药补。因为药一旦开错，会更损伤身体。古代有句话——"肺腑无语，冤鬼夜嗥"。意思是说只有肺知道药是否开错，但肺是不会讲话的，于是身体在不知不觉中就被损伤了。

（2）健脾胃

首先，不能不吃主食，而且吃的种类要丰富。还有就是增强运动。现在的女孩子都以白为美，怕在户外晒黑了都打伞遮阳，工作时又常年待在空调使劲儿吹的写字楼中，久而久之，气血一定会出现问题。还有的人隔着玻璃晒太阳，以为日光浴了，其实玻璃屏蔽掉了大量紫外线，这么晒太阳没有用，不如出门去，在阳光底下跳跳绳，哪怕在树荫下待着都比待在屋子里强。

（3）悦心情

人的心情要愉悦，做一个快乐和智慧的女人。这不是小事，是女子怀孕的大道。

（4）养母血

治疗女子不孕症的重中之重在于养血，关于女子养血的问题我在后文会做重点讲述。

男子不育症

● 三男无子

（1）精少、精冷、精滑者不易有子

去医院看不孕不育症，一定是男女都要去，才能发现问题到底出现在谁的身上。

男子如果数日未排精而精液量少于 1.5 毫升，就是精液过少症。男子的精子在奔向卵子的战斗中，最初会有一亿多的战士被阴道内部的酸性液体杀死，所以在这场千军万马赛跑的战斗中，如果缺兵少将，自然无法取得最后的战斗胜利。

精冷，是指精子的阳气不足，动力不足，而且在精子奋力摆动尾巴前行的路途中，精液中的前列腺素要帮大忙，男子的前列腺要是有炎症的话，就麻烦了。而精滑就是指精子痰湿太重，一方面收摄不住，另一方面质量欠佳，所以与卵子的结合非常困难。现在有的人索性就是无精症，这种人没法怀孕。

西方研究人员发现，男子精液质量的变化可能与季节有关。夏天天热，不成熟的精子的比例比其他季节高。精子数量最高的是冬季，活性最强的是秋季和冬季。所以古代认为婚配的最佳季节是秋冬季。

男人的生殖系统全长在外面，从它的外相就可知道它很怕热，所以男人要避免泡很热的热水澡或温泉，过热会对生殖系统造成伤害。男人的睾丸还忌惮冷湿、寒湿。其实男人的睾丸就像一个"核"一样，越紧越好，它是男人的种子，是根。

古代有种男子养生方法：每天晚上把双手搓热，兜住睾丸，或者捂住腰部，同时配合呼吸，气往上提。这是一种对男子生殖系统的养护。

（2）多淫疲惫者不易有子

凡太好色的男人生命力不会很强，不容易有孩子。这是为什么呢？

古人认为人体有二火，心为君火，肾为相火。君火一动，相火就动。人体的肾一定要有火，有真阳存在，否则，人体的气机动不起来，不容易怀孕。一般说来，一次排精后，精液要经过1～2天的补充才能恢复正常，而好色的男人就总在动用相火，不仅肾阳会变弱，而且精量也不足。从脉象上来讲，中医认为左边是心肝肾三部脉，右边是肺脾命三部脉。如果右边尺脉偏旺，就属于"相火易动，好色少子"，即好色之人易不育。如果左边尺脉偏旺，就属于阴虚火动，精就固摄不住，也容易不育。

（3）临敌畏缩不易有子

这里的"敌"指匹敌，取"配偶"之义。临敌畏缩的意思其实就是我们常说的"妻管严"。有的男人怕老婆，老婆看他一眼，都吓得哆嗦。这种男人在老婆面前阳刚之气生发不起来，会表现在生活中的方方面面。男人的气机即是肾精、肝气，总处于被憋被压的状态，就没有正常的性生活。而且恐伤肾，精子的质量也会有问题。

不孕不育症的中医治疗法

不孕不育症的中医治疗法主要在于两点：男子养精法和女子养血法。

● 男子养精法

（1）寡欲

寡欲就是欲望不要没有止境。当然，这里并不是让人没有欲望，而是对于欲望，我们应该采取收敛的姿态。中国古代把寡欲看作"延龄广嗣"之法，意思为寡欲是长寿和多有子嗣的第一重点。

寡欲的原则是不要总动情，因为情动肾动，人要总动情的话，肾阳就跟着动，肾阳一动精就动，而精老动的话，就会出现不足的状况，造成难以怀孕。

怎样做才叫寡欲呢？古语说："圣人之用心如镜。"这便是对寡欲的一种形象描述。打个比方，我是一面镜子，你到我面前来，你笑我也笑，你哭我也哭。但是，当你走开了，镜子里就什么都没有了。这就是修行的最高境界——喜怒不留。不能说你哭了，我也哭了，但你都走了，镜子里的"我"还在那里哗哗哗地流眼泪。

能达到这样大境界的人，可以说百毒不侵了。我们常把老子和庄子放在一起统称为"老庄"，其实这两个人是不同的。老子是真无情，把世间万事都看透了，最后什么都不留。庄子则是有大情，情太浓，情到浓时便是空。在生活中，我们应该多向老子学习，学习圣人之用心如镜。

（2）节劳

节劳的这个"劳"字，不仅仅指房事，还包括目劳、耳劳和心劳。

目劳耗神。古人讲："五脏六腑之精气，皆聚于目。"人的眼睛汇聚了五脏六腑的精气，所以眼睛对人太重要了。但我们现代人用眼过度，尤其是电脑，一盯盯一天，可以说电脑已成为夺人精气的一个大恶魔。有的人玩电脑游戏玩久了以后，不仅身体会垮掉，甚至还会发疯，其实就是因为五脏六腑的精气都从眼睛耗散出去了。

耳劳耗肾精。耳劳就是指人老爱听那些没用的事儿。今天谁跟你叨唠了点事儿，你听了；明天谁又跟你叨唠了点事儿，你又听了。然后你就会瞎操心，这样就会耗费肾精。

心劳耗心气。现代社会，不论是学生还是职场的白领，竞争都异常激烈，我们经常挂在嘴边的一个词就是——"心累"。其实长寿老人的长寿秘诀除了遗传、饮食起居、水土等因素，他们还有一个共同特点，特别会装聋作哑。你夸我，我就高兴；你羞辱我，说我老糊涂了，我全当听不见。这样的人能及时地把不阳光的阴暗面从生活当中宣泄掉，活得很开心。其实这也是在积福报，古人说第一福报为长寿。所以，节心劳可以养精，可以长寿。

房事、目劳、耳劳、心劳，这些都耗精耗血，那么精和血是什么关系呢？

精是从血里面提炼出来的，血是带着精往前走的舟船，精比血贵，所以对于这个"劳"，我们就要做到"节"。"节"是防止对身体的过度使用，任何东西太持久的话，对身体都有一定的损伤。所谓病，其实多起于对身体的过度使用。但"节"并不是不使用，否则人活着就没有意义了。古代经常有这样的传说，说有些人在山洞或树洞里修行，一待就待了500年，然后才出关。我认为这样的传说其实是在告诉我们一些道理：如果修行到位的话，人是有可能活500岁的，但如果活着什么都不做，也了无情趣。

（3）息怒

男子养精，为什么要息怒呢？因为肾主闭藏，肝主疏泄，人一生气就会伤肝，肝一开始疏泄，肾的闭藏功能就会失职，闭不住也藏不住了。在这种情况下，就容易暗耗肾精，无法养精了。所以发怒从表面上看伤的是肝，但往根里说伤的是肾。

发怒不仅对身体不好，对人际关系也会产生负面影响。人如何才能不发怒呢？其实想明白了，看清楚了，也就不发怒了。真要有谁惹着你了，你就想，大概是上辈子我欠他的，这辈子我就受点气，当还他了，你自然就不生气发怒了。其实人生的每一次磨难都是让你心智成熟的一个考验，心智成熟了，就不怕任何磨难了。

（4）戒酒

怀孕前喝酒一定会出大问题。血是动能，是带着精往前走的舟船，血这艘船里的营养物质就是精。精主收敛，血和气主散。举个例子，凡是头晕者都是气带着血虽然上到头部了，但精却不足，营养物质少，导致头晕。酒能够让血沸腾，很多人喝完酒后热血澎湃，所谓"酒壮怂人胆"，平时不敢说的也敢说了。而血如果受不到约束，就会漫溢，血的漫溢导致精会散，影响到了精的质量。所以喝酒会伤血，本质是伤精，直接影响怀孕。

男子养精要戒酒，同时还要戒饮料。我坐飞机时经常看到很多人爱点饮料喝，而且还要加冰的，这是一个很不好的习惯。本来飞机上吹空调，就已经很冷了，再喝加冰的饮料，身体自然要生产非常多的热能来驱寒，这就会耗散人体的阳气，久而久之，肝的疏泻能力就会变弱，继而造成肾寒。所谓肾寒就是肾的阳气受损，精的动力不强，活力不够。所以冷饮会伤肾、伤精。

此外，现在的饮料中添加了大量的化学制剂。一方面有些添加剂本身就不安全；另一方面虽然加进去的化学制剂能达到合法的食用标准，但你要天天喝饮料的话，日积月累就会超过人体可接受的度。

还有一些运动饮料，喝过的人都会有体会，在特别疲惫时喝了这种饮料就会有劲儿。但我们要知道，这个劲儿从何而来呢？劲儿从人体的肝肾来，而不是从饮料中来，是饮料激发了肝肾的功能，所以才会有劲儿。天下没有免费的午餐，关键是看花了谁的钱，喝这种饮料其实是花了人体本身的老本儿钱。人的精气神是需要养着歇着的，在不恰当的时候调动它，就是动用了老本儿。所以男人要想养精，要想生出一个快乐健康的宝宝，从管住嘴开始，戒酒戒饮料。

（5）慎味

传统文化中所说的味，一般都指的是五谷，同时又代表滋味儿。所谓慎味，就是谨慎味道，一定要小心吃的东西。在所有吃的东西中，五谷最养精。无论是怀孕前，还是怀孕后，男女都要吃五谷。

男人别没事儿就到药房买补精的药去吃，不仅花钱还调肾精。无论是什么药，都有偏性，之所以医治疾病要用到药，就在于药的偏性能打击身体里偏邪的东西，以毒攻毒。而五谷这类食物走的是平和之性。最养身体、最养精的就是五谷。

五谷为什么最养精？用中国古代的取象思维来说，五谷都是种子，怀孕所需要的精也是种子。种子的特性就是只要种到恰当的地方，只要土地还不算贫瘠，它就会生根发芽。五谷有生发的力量，精也有生发的力量，所以吃五谷最能养精。

● 女子养血法

女子怀孕之前要先把月经调好。月经准、血气足，是怀孕的前提。

从实际来说，现在很多女性都存在月经方面的问题。比如更年期提前的现象，已经不是稀奇事了，甚至有三十二三岁就绝经的。

此外，很多女孩子在中学就开始住校了，她们的青春期主要在学校度过，与父母的沟通很少，很多家长也不了解女儿的月经是否正常，等到意识有问题的时候，往往已经错过了最佳的治疗时期。再有就是女孩子的减肥问题，这是一个大问题，凡是吃减肥药的女孩子，将来怀孕都会有困难。

总之一句话：女子以血为主，而血是从中焦脾胃而来，所以要想血多，全靠吃饭。那该如何吃呢？我们下面作一些介绍。

（1）五谷为养

同男子养精里我们讲到五谷养精一样，五谷也能养血。五谷指小米、大米、面、高粱米（黏米）和豆类。

小米在五谷里为上品，营养价值最高，也最补人。古代，女人刚生完小孩儿坐月子的时候，妈妈都会给女儿送小米粥喝，因为女人刚生完孩子，气血会受伤，小米是黄色，黄色入中焦，大补脾胃，补脾胃就能够养气血。

小米粥适合早晨喝。我国的山西省和陕西省有喝小米粥的习惯。民间有句俗语："米脂的婆姨绥德的汉。""米脂的婆姨"好就好在得到了小米粥的滋润。小米粥煮好了以后，上面会漂起一层油膜，这个油膜特别养人，喝了后能丰乳肥臀。前面我们曾讲过，胃经循行于乳房，胃气充足，乳房的血液就足，就会发育得丰盈，屁股也大。所以爱美的女孩儿应该多喝小米粥，就能美成"米脂的婆姨"了。

大米为凉性。俗语说"冬吃萝卜，夏吃姜"，冬天的晚上，就着萝卜喝碗白米粥，清凉顺气，助消化，睡眠好，是养生大法。

面由小麦磨碾而成。小麦一般秋天播种，夏天收获，差不多经历了近四季，可以说汲取了四季之气的精华。民谚里说"冬至饺子夏至面"，意思是夏天吃点汤面可以大补心气。中医认为，夏至对应人体的心，心在五行里对应的又是火，夏天人体发汗过多，心气受损，而面食刚好可以补心气。同时，面食有湿热之性，容易引人发胖，这也是很多女性不吃面食的原因。其实，我们吃了面食后多锻炼锻炼就不会发胖了。

五谷的第四种是高粱米或黏米。黏米有个特点，特别经饿。山西人有句俗语"三十里面来，四十里糕"，意思是如果今天早晨要走30里（1里＝0.5公里）路，吃碗面就够了，但如果要走40里路的话，就要吃黏糕了。这就是在说黏米经饿的特点。黏米比较难消化，所以炸糕类的东西一定要在早上吃，中午和晚上就别吃了。

最后是"菽"，也就是豆类。中国有一个节日叫"腊八节"，每年这个时候家家户户都要喝腊八粥，各地配料虽有不同，但都少不了豆类，常用的有黄豆、赤小豆等。其实，腊八节过后一直到开春，基本上应该以豆类的东西为主食。患糖尿病的病人一年四季也都应该以黄豆类的东西为主，因为黄色入脾。

豆类补精髓，尤其是黑豆。古语说"豆令人重"，意思是豆类的东西使人发沉。比如怀孕以后，多吃豆类的东西，体重就能增加，但不见得非得是胖，也有可能补到骨头里去，因为人沉沉在骨头上，而不沉在肉上。

自古中国老百姓就常年以吃五谷为主，而且是换着样地吃五谷，这都是因为只有五谷才最养精气神，最养气血。现在很多人因为工作忙，吃饭不规律，就喜欢吃复合维生素，认为这样可以补充身体能量，其实这些微量元素都是从五谷里提取之后化学合成的，我建议还不如直接吃五谷。

（2）五畜为益

五畜指鸡、羊、狗、牛和猪。五畜为益。益是补益之意，就是说五畜基本上是作为人体的补益存在的，而且五畜是补益精血的，若想怀孕，应该吃一些肉。

中国古代传统文化不鼓励小孩子吃肉，因为牛羊猪狗鸡这些肉类只能增长人的勇气，不会增加人的智慧，而且吃肉容易提前引发性欲，造成早熟。而我们现在的孩子都成了食肉一族，普遍早熟。

而传统文化则提倡老人应该吃肉，孔孟里面都写到六七十岁"衣薄食肉"，意思是人老了，精血不足，吃点萝卜炖牛肉一类的东西，很有补益。

（3）五菜为充

五菜为充，蔬菜类的东西是补充食品。当天灾人祸，没有粮食的时候，靠菜为生。菜还有一个特性，菜叫"蔬菜"，"蔬"乃疏通气机的意思。所以，我们吃菜时不可切得太过细碎，菜的这种粗纤维可以帮助人疏通气机。想怀孕的女性可以吃适当的菜，帮助身体打通气机。

（4）五果为助

五果为助，水果仅仅就是一个帮忙者。当我们吃了很多东西以后，吃点水果滋润一下身体即可。水果中汁液是为了滋养里面的核，核是种子，果肉起的就是滋养核的作用。怀孕的女性可以多吃暖性的水果，比如桃子等。

总之，在中午以及中午之前，我们放心大胆地去吃主食。所谓"早晨要吃好，中午要吃饱"，这是因为中午是心经当令，下午1~3点是小肠经当令，而小肠经主吸收，在这个时辰中小肠可以发挥运化功能，一边代谢一边吸收，而且是全方位地吸收。这个全方位是指包括五谷、五畜、五菜、五果在内所有食物的营养都能全面吸收。到了下午，人体会是一派阴霾之气，如果真的怕胖，可以适当地把主食减一点，吃一些清淡的食物即可。

第二章

养胎保胎——精心孕育小生命

◆胎儿在母腹中是一个圆满的象，圆满即快乐，快乐才能成长。这就给我们的人生一个警示：做人要快乐，快乐的人才能长寿。

◆古人将母腹中三个月后的孩子看作真正的生命开始。胎儿的存活、健康与否与怀孕头三个月的养护密切相关。

◆中医认为，怀孕的女子喜好吃酸与肝经有关。肝主藏血，女子刚怀孕的时候，特别需要用血来滋养孩子，所以就会出现怀孕后女子喜酸的现象。

◆大麦是怀孕第一个月的孕妇最应该吃的食物。因为大麦具有很强的生发之力，而胚芽的成长也属于生发阶段，所以此时吃大麦十分有益于孩子的生长。

◆在怀孕的头三个月，孕妇最好少吃肉，多吃蔬菜水果，五谷杂粮。肉吃多了，对塑造一个眉清目秀的孩子不利。

◆孕妇要补气血，但千万不要以为补气血就是吃补品，孕妇要做的就是好好吃饭，靠食物来补气血。

◆压力太大、内心焦虑是小产的第一杀手。

◆要想成就五脏，相克是要点，有克制才能生长。就人生而言，人生不能滥用自由，有克制才能成就。

一

逐月养胎

药王孙思邈对怀胎十月的每一个月都有一个总结，他说："妊娠一月始胚，二月始膏，三月始胞，四月形体成，五月能动，六月筋骨立，七月毛发生，八月脏腑具，九月谷气入胃，十月诸神备，日满即产矣。"本节，我们就对这十个月如何逐月养胎一一进行分析和讲解。

人从何来？

● 生于天地，成于四时

怀孕了就一定可以生出孩子来吗？不见得。这个问题直接涉及人的形成问题。

《黄帝内经》说：人以天地之气生，四时之法成。这里面有两个要点：一是生，二是成。

什么叫生？天地阴阳之气的交媾，就是生。这也是怀孕的前提。

什么叫成？成要靠四时之法。所谓四时之法，指的就是春生、夏长、秋收、冬藏这么一个运化过程。

生不易，成更难。

生不易，是指一个生命的生成不仅要有阴阳之气的交媾，还要有一个灵魂的企盼和执着。《佛说入胎经》中说，并不是有了父精母卵，就一定会形成生命的胚胎；不是因为有了子宫，就一定能孕育新的生命；也不是因为阿赖耶识挟带了各种善业、恶业的种子，就能形成新的生命。一个新的生命，必须是上面各种因缘的和合，才会产生。

成更难，是指运化生命的过程要有"土德"。中国文化有生数和成数的说法。《黄帝内经》中称一二三四五为生数，六七八九十为成数，我们会发现，五个生数中的每个数字加上五，恰好就是成数的这五个数字，也就是生数加五就为成数。五在中医里代表中央脾土。这就是说，任何生命的形成都跟万物的生长一样，一方面要靠太阳，靠天地之气，也就是先天；另一方面还要靠后天之气，靠土的运化。即任何东西加了五（加了中央脾土），就能在土中长了。小孩子的出生也是一样的道理，仅有阴阳交媾，没有四季的这么一个运化过程，就不足以成人。

这个四时之法强调的是：生命的形式从受精卵到出生，必须要经过一个生长化收藏的过程，即需要靠时间的运化来养育，并不是说从怀孕到出生非得要经历从春天到冬天的这四个季节。

● 为什么人在出生前是按月计算的？

关于时间，人在母腹中和出世之后是按照不同的标准计算的。当人在母腹中的时候，从阴阳属性上讲，属于太阴，太阴在自然界的代表就是月亮，因此孩子在母腹里面是按"月"来计算的，所以我们会说怀胎十月，而且每一个月都有一个月的说法。等孩子一出母腹后，就属太阳了，就要按照"年"来计算了，这就是中国人老讲究"虚岁"的由来。

● 玄妙的"七"

怀孕的时间段，除了按月计算外，还有一种算法，是按 280 天来算，也就是 40 个七天，这是按照周来计算的。

人身为"阴"，"阴"对应的数字是"七"，也就是生命形质的变化与"七"相关。中医里特别讲究"七天"，比如，一般感冒后不经任何治疗到七天的时候大多数会好，即使没有完全康复，也开始好转了。月经的周期是四七二十八天，也是以"七"为计算单位。

"七"是一个很玄妙的数字，其蕴含的道理说来也简单。《易经》里有句话："七日一阳来复。"意思是说阳气每七天就会出现一次变化。《黄帝内经》中的"女七男八"的真正内涵也是在说"阴"（肉体）的变化与"七"相关，"阳"（气机）的变化与"八"相关。阴的变化极致是七七四十九，阳的变化极致是八八六十四，阳气是生命的主导。而《易经》是重阳思想，所以讲到八八六十四就截止了，生命开始进入新的轮回。

其实，西方社会也很重视"七"，公历的每周也是七天。西医也一样，很注重七，比如它认为血液性的疾病要想治愈的话，也得经过数个七天。

怀孕头三个月最危险

● 妊娠三月，是"胚"与"胎"的分水岭

中国的养生文化自成一套系统，其对生命的论述既奥妙无穷，又大道至简，这也包含专门讲述受精卵形成之后，胎儿在母体中应该如何去养的问题，即保胎养胎。

中国古人将怀孕的前三个月母体中孕育的这个小生命称之为"胚"，三个月之后称之为"胎"。

"胚"也叫"胚芽"，比喻孩子尚未形成，如芽一样刚刚生长出来。

《说文解字》里对"胚"字的解释为："妇孕一月也，从肉，不声。"这里的"不（　）"字很

"不"字的大篆

有意思，上面的倒三角为女阴之形，象征女性生殖系统；下面像是从女阴中流出的血。所以"不"字的本义就是女子来月经之形。因此，"不行""不能"等用语都是女子在经期对男人的一种拒绝。"不"字下面加一横就表示女子不来月经了，这就表示有可能怀孕了，但还有待时间的检验，所以"妇孕一月"为"胚"。

"胎"字的大篆

"胎"字的大篆写作"䏧"。《说文解字》里对"胎"字的解释是："妇孕三月也。"怀孕三个月后才称之为"胎"，也就是"胎儿"。

"台"字的大篆写作"𠙵"，样子就像一个小

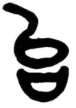

"台"字的大篆

生命倒悬在胎盘上，并长出了脊柱和小尾巴。这个字又可以读做"怡"（yí）的音，有快乐的意思。不要小瞧"快乐"这两个字，它道出了很多真理。妈妈肚子里的小婴儿之所以能用十个月的时间完成人类几亿年的进化，就在于他是快乐的，快乐使得经脉通畅，所以越小的小孩儿成长的速度越快。母腹里的婴儿长得最快，细胞一分为二，二分为四，四分为八……出生后小孩子还会带着这种惯性往前冲，但随着时间的推移，人慢慢就知晓了世间的痛苦，欲望杂念丛生，成长速度就会逐渐放缓，甚至到人老了的时候还会有所抽皱。

胎儿在母腹中是一个圆满的象，圆满即快乐，快乐才能成长。这就给我们的人生一个警示：做人要快乐，快乐的人才能长寿。

● 孕三月时胎不稳

《尔雅》中解释："胎，始也。""胎"是生命的开始。小孩子在母腹中三个月

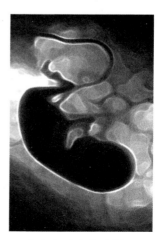

胎儿在母腹中的样子

后，才是一个真正的生命开始，三个月之前它属于不稳定的胚芽阶段，在这个过程中，胚芽可能成长为胎儿，也可能成长不了，这与头三个月的养护密切相关。而且，孩子的根基如何，全靠这三个月的养护。

神奇的是，中国古代"胚"的这个概念与现代西方对人生理发展过程的研究如出一辙。西方医学也将怀孕的头三个月称为"胚芽"，意思是此时的受精卵还不属于真正的生命状态，所以一般怀孕的前三个月最容易流产。一些国家在法律上规定，如果前三个月堕胎，不算犯法；但三个月以后，胎儿已经是生命了，就不再让随意做人工流产了，做了就算犯法。中国传统文化管怀孕三个月之后的人工流产叫"杀生"，说的也是一个道理。

西方医学发现，人从胎儿期开始，男子的生命相对于女子来说更脆弱。受精怀孕后胎里的男女比例在 120：100 或 115：100 左右，就是怀孕初期男孩儿会相对多一些，但是最终男女生出来后的比例几乎是 1：1 的。这是为什么呢？这是由于孕期男孩儿的流产比率要比女孩儿高。对此如何解释呢？西医无法给出答案。从中医上来讲，这与男女不同的生命状态相关：男性为阳，阳主动，男孩儿就容易待不住；而女子为阴，主静，她在母体里相对安静平和，所以女孩儿的成活概率比男孩儿要高。

从这个角度也可以解释女人为什么比男人长寿的问题。

《黄帝内经》认为女子 35 岁就开始变老，男子 48 岁才开始变老，但女性长寿者却比男性要多。其中缘由，除去男性工作压力大等后天因素外，也有从胎儿时期就已决定的先天因素，因为男性从胎儿状态起就比女性的存活率低。

妊娠一月，肝经主养

西晋时期的王叔和有一本名著叫《脉经》。在这本书中对孕期有一个很有意思的认识："妇人怀胎，一月之时，足厥阴脉养之。二月，足少阳脉养。三月，手心主脉养。四月，手少阳脉养。五月，足太阴脉养。六月，足阳明脉养。七月，手太阴脉养。八月，手阳明脉养。九月，足少阴脉养。十月，足太阳脉养。诸阴阳各养三十日活儿。"意思就是强调妇人怀胎十月当中，每个月有一条经脉在养胎过程中起最重要的作用。比如，妊娠第一个月时足厥阴肝脉的作用最突出，人的一生与四时之时令相似，怀孕初始，如春木始发，父精母卵和合为一点真精，至二月借少阳之胆气生发……然后逐月顺养以成人。

但十二经脉中为什么手太阳小肠经和手少阴心经不参与养胎呢？王叔和的解释是：手太阳小肠经和手少阴心经在养胎的过程中另有任务，它们"下主月水，上为乳汁"，即它们在下要固摄月经，在上要发育乳房以分泌乳液。再有，心为君主之官，要起统摄全身经脉的作用；小肠为"受盛之官"，要吸收营养以供给母子。所以，它们也一点都没闲着。

● 酸儿辣女，中医何解？

我们都会有一个常识，女子怀孕后，往往喜欢吃点带酸味的食物。很多人平时是不喜欢吃酸味食物的，这时也变得爱吃了，甚至有的女性离开了酸味就寝食难安。很多人会说"酸儿辣女"，说喜欢吃酸的怀的是儿子。这其实没有什么道理，好多怀孕期间爱吃酸的女性最后生出来的却是女孩儿。

中医认为，怀孕的女子喜好吃酸，与肝经有关。肝主藏血，女子刚怀孕的时候，特别需要用血来滋养孩子，所以此时肝阴就会略有不足。五脏与五味相对应，肝在五味里对应的就是酸，所以就会出现怀孕后女子喜酸的现象。

如果说喜食酸的妇女是肝阴不足的话，那喜食辣的妇女就是要宣开脾胃。其实，在怀孕初期，很多妇女在饮食上会出现问题，比如有的妇女会晨呕，或总是饿，但又吃不下东西，还有的妇女突然变得口味刁钻，想吃些稀奇古怪的东西……这都是因为胚胎对于怀孕的妇女而言也是个调元气的异物，而且他生长迅速，身体偏弱的女性对此无法很快适应，所以会出现一些症状，但这都不是病，只能算作怀孕的正常反应。

五脏与五味的对应关系表

五脏	肝	心	脾	肺	肾
五味	酸	苦	甘	辛	咸

明白了这个道理，我们就可"照方抓药"。对妊娠一个月的妇女来说，饮食上要"精熟酸美"。

"精熟酸美"的意思首先是食物要做得很精致，色香味俱全，好引起产妇的食欲，同时要易于消化吸收，不要人为地造成脾胃的负担；其次不要吃生冷的食物，比如日本料理、绿豆等寒性比较大的食物；再有就是食物的"酸美"了。既然妊娠一月为肝经所养，那孕妇就该多吃些酸味的美食，养好肝经，以便给肚子里的胚芽提供更多的血来滋养其苗壮成长。

现在西医比较强调妇女怀孕初期补充叶酸（一种B族维生素），认为叶酸缺乏会导致胎儿神经管畸形。其实叶酸在绿叶蔬菜、水果中储量很丰富，比如油菜、甘蓝、小白菜、豆类、香蕉、草莓、橙子等都是叶酸的优质来源，在动物的肝脏中也有大量叶酸，每天适量服用，再配合着吃些谷物，就是很好的养肝血的方法了。

●吃大麦，让孩子的成长更有力量

大麦是怀孕第一个月的孕妇最应该吃的食物。因为大麦具有很强的生发之力，而胚芽的成长也属于生发阶段，所以此时吃大麦十分有益于孩子的生长。

面食是最常见的大麦食物。中国的土地辽阔，很多地区都有自己独特的吃面的方法。比如，北京的炸酱面、打卤面，河南的烩面，山西的刀削面，四川的担担面，陕西的臊子面、油泼面……我们生长在这个具有悠久饮食文化的国度里，是件多么幸福的事情啊！孕妇大可根据自己的喜好，选择各种面食来吃，既满足了食欲，还能促进孩子的生长，两全其美。

此时的孕妇尽量不要吃偏腥味的食物，比如鱼类、海鲜等。腥味对应的是肾。我们知道女子有妇科病的话，通常下体都有些腥臭味。腥味对小孩子的发育不好。小孩子生长在母体的下焦之中，此处血腥气较多，再吃腥，会加大对胚芽的刺激，影响其正常发育。

● 为什么怀孕初期有的孕妇总爱呕吐？

为什么怀孕初期，有些孕妇会妊娠反应比较大，常呕吐、吃不下东西，而有的孕妇却没什么大反应呢？

原因一般有两条：一是怀孕初期胎儿生长迅速，第一个月里新生命的生长比任何时期都快，要比受精卵大了一万倍，这个快速生长要激发母体的一切能量来满足自己，激素的分泌会影响母亲的肠胃功能，这时母体的自救方式就是昏昏欲睡，有的还会头晕无力；二是女人怀孕的时候，肚子下边等于多了一个大阳物，这个阳物会大量消耗掉母体的气血。对吃饭来说，人的胃要靠阳明胃火来消化食物，所以会将底下的元气往上调，来帮助消化食物。当母体气血不足时，元气就不够用了，母体就没劲儿消化食物，于是出于人体的自保，只有把食物呕吐出来。怀双胞胎的妈妈妊娠反应会更严重些。而有的孕妇元气足，气血好，所以吃多少也不会吐。从这点也可以看出来，我们的人体比大脑聪明，它会进行自我调节，根本无需大脑发出指令。

所以对于那些刚怀孕爱呕吐的孕妇来说，有两点需要注意：

一是最好少吃高蛋白等营养高、难消化的食物，也要少吃肉类。

其实这时不需要太补，小胚芽亏不着，一个女人二三十年积攒的东西足够他用了，太补反而调气血。但也有的妇女在怀孕期从头吐到生产，小宝宝的营养会有些跟不上，准妈妈的免疫力也会下降，尤其是头三个月，是细胞分化的关键期，准妈妈还是要休息好，尽量少食多餐，注意营养的全面均衡。

二是严重的妊娠反应会让准妈妈产生恐惧感。恐伤肾，不仅肾在下焦，小宝宝也在下焦，再加上小宝宝是很灵的，所以恐惧感会影响小生命的分化和生长，为了不让那稚嫩而顽强的小生命不知所措，准妈妈要沉着一些，和小宝宝共渡难关。

● 生活情志三要点

妊娠一月，孕妇在生活情志上做到三个要点：

首先，不为力事。意思就是孕妇此时不要做过分用力的事情。这也是跟第一个月胚芽主要靠肝经来养有关。肝在五脏里主筋，在五华和五变里对应手和握力。五华是指心肝脾肺肾的精血足了以后外现在体表上的表现。比如，心之华在面，心血足，则容貌气色明润；肝血足则手指灵活，能摄能抓。五变是指五脏的病变反应——心血不足则四肢冰冷；脾血不足则善呕吐、打嗝；肝血不足则不能握……我们知道，人死的时候有一个象，叫"撒手而去"，就是两手摊开，没有握力了，这说明肝脉已绝。人最后一个死亡的经脉是肝脉。所以在怀孕的第一个月，孕妇不可以太用力，太过用力容易导致流产。

五脏与五华、五变的对应关系表

五脏	肝	心	脾	肺	肾
五华	手（爪）	面色	唇	毛	发
五变	握	厥	哕	咳	栗

第二个要点是静心。心情不静就调气血上头，下焦的气血就会不足，这样就会影响了胎儿的生长，所以孕妇此阶段放松心情是核心。怀孕初期的妇女极容易焦虑，总担心自己做错过什么，比如曾经服过药啊什么的，没事就爱胡思乱想，这对胚芽的发育极有影响，再说这时受精卵受母血腥气的刺激，正在形成鼻子和整个神经系统，母亲的过分焦虑有可能造成一些无法挽回的损失。所以这时一定要控制自己的情绪，保证好睡眠，不去太嘈杂的地方，不上网，不看乱七八糟的书。

第三个要点是避免惊吓。因为胎儿在成形的最初，整个神经系统很脆弱，要避免受到伤害。恐惧、焦虑等情绪，都是对胎儿的成形很不利的。

妊娠二月，胆经主养

"妊娠二月，名始膏。"

这是古人打的一个比方，意思是怀孕第二个月时，妈妈肚子里的小生命就像膏脂一样精美。这个时期，胎儿为足少阳胆经所养。

胆经主人体之精的生发。《黄帝内经》讲："凡十一脏取决于胆。"因此，这个阶段是血脉生发而生成胎儿重要苗窍的时机，此时要想让胎儿能够很好地生发，不被憋，最重要的原则就是保持一个安静的生长环境。同时，饮食上仍然要避免吃一些腥味和臊味的东西，比如像卤煮一类的"下水"就不要吃了。

● "面子工程"很有趣

怀孕第二个月时可以说是胎儿的"面子工程"。西方医学认为，怀孕的第三周胚芽像一条小龙，开始确定了自己的中轴线——脊索，也就是未来的中枢神经系统。中医把这称作督脉。从第四周起胚芽开始了面部的塑造，并在神经管的头端膨出了脑泡，也就是后来的大脑，这可是个精密的工作，出不得一点差错。

在这期间，佛家和道家都有很有意思的说法。佛学里讲，人有"七识"：眼、耳、鼻、舌、身、意、末那识。此外还有个阿赖耶识，阿赖耶识是"如如不动"的根本识，是生命根本的东西。我们的生命轮转，其实都是"阿赖耶识"在走。"末那识"又叫"传送识"，它对眼、耳、鼻、舌、身和意的生成起着连接和传递的作用，有点类似五脏里的脾的功能，"知周出焉"。

古代的神话有个给"混沌"开窍的故事，受精卵是怎么从"混沌"中开窍而生成五官的呢？道教医学认为，受精卵在母体里受到血腥气的熏染，最先生出的器官是鼻子。所以中国人称祖先或创始人为鼻祖。鼻子主嗅，在五官的正中，任督二脉又恰恰在鼻下方的人中交接，后天以土主之，土者万物之母，位居中，其他各器官相继始生。鼻子是肺的窍，肺金生肾水，肾的窍就是两耳。耳朵就像两个定盘星一样，在两边保持平衡稳定，主听。肾水中有真阳，真阳在脸上表现为额颅，因此额颅不怕冷。眉秉清阳之气，为五官最高者，形如半环，呈穹隆之变而无窍，故为乾天之象，清轻而上浮，像天之变化无穷，故喜怒哀乐藏于眉。眉和眼的关系最密切，所以有个词叫"眉目传情"。古代相书上讲，眉和眼的距离越远越好，这叫天地分开，是清爽之相；如果眉、眼距离太近，就是重浊之相，一般这样的人心胸都不太宽阔。眼睛禀浊阴之精，为精神之宅库，为心阳之窍道，肝木所通。颧骨禀木性，为肝之苗秀，得水土之气而生。口为至阴之地，为水库，属脾开窍之所，阴极化阳，腮、颊、次第而生……至此则所有"阳"的作用显苗秀于面首；诸"阴"的作用归藏于胸腹。

道教医学认为所有这些的生成需要100天左右。用月来表示，差不多为三个月，所以怀孕的头三个月特别重要。脸上的一切问题都是孕期的头100天造成的。比如，有的孩子生出来就是兔唇，这就很有可能是母亲在怀孕的头三个月内，情绪上曾受到过强烈刺激。

牙齿是在人出生后才长，原因在于，齿为骨之余，"其阴得后天之气交泰而生。故于母体中潜而弗露，既生之后，一岁周天运气静而不用，得阳之化，才能脱颖而出"。

● 要想孩子眉清目秀，孕期头三个月多吃素

通过上边的讲述，我们就会知道，头三个月是孩子五官的主要生成阶段，五官为人体最"清灵"的器官，所以它们对食物的味道也很挑剔。此阶段，孕妇最好少吃肉，多吃素。肉为腥臊之物，吃多了，对塑造一个眉清目秀的孩子不利，孕妇该多吃蔬菜水果、五谷杂粮一类的偏素的食物。

其实五官形成时，五脏六腑的构造也基本建立起来了，只是一切还很脆弱，所以这一时期也是流产和畸形的高发期，准妈妈要小心啊，烟酒最好别沾，也要远离电器辐射，免疫力弱的妈妈还要远离宠物，以免寄生虫感染……最重要的是心情愉悦，好好睡觉，保持居所的空气新鲜流畅，少去人多的地方，不接触化学药品和化妆品。

妊娠三月，心包经主养

● 自然流产是优胜劣汰的选择

妊娠三月，名始胎。

小生命从一月的胚、二月的膏，到三月才成为胎。前面我们讲过，胚芽如果发育不好，怀孕到第三个月容易自动流产。目前这个问题越来越严重，原因有几条：

第一，现在各种各样的污染愈发严重，吃的、用的都常有问题，

受精卵由胚转胎的时候如果受到污染，就有可能流产。

第二，孕妇的气血不足也会保不住胎儿，气不足就不足以收摄胎儿，血不足则胚胎停止发育。再加上年轻的孕妇有的在生活习惯上有问题，比如不按时休息，不好好吃饭等。

第三，化学药物的影响。

第四，如果女孩子在年轻时多次做过人工流产的话，一方面身体多次受损，无力固摄胎儿；另一方面，身体也是有记忆的——假如这次月经感冒的话，下次月经稍不注意就会再次感冒，孕儿也是如此。

第五，男性的精子质量目前也有些问题，尤其是那些喜欢喝各种饮料的男性，要在怀孕前适当节制。

总之，头三个月出现流产的话，一定要分析原因。如果是胚芽本身质量不够好自动流产的话，年轻的妈妈们就不要过度伤心了；如果是其他原因就要改变不好的生活习惯，把身体养好了再怀孕。一般来讲，大多数人以后都可以再怀上孩子，顺利生产。

三月，手心主脉养。手心主脉指的是心包经。心包主喜乐，所以这个时候，人第一要血脉调畅；第二，母亲情绪一定要愉悦，不要思虑过度，并避免受到惊吓。

● 见物而化，多观美玉

中国古代有"见物而化"的说法，也就是人和物之间有"感应"。意思是说，如果你总看美好的事物，你就会喜欢上美好的事物；而如果你总看恶俗的东西，那个东西也会影响你。

现在的人怀孕后，常喜欢在家里的墙上挂一些漂亮宝宝的照片，认为孕妇经常看看这些宝宝，生出来的孩子就会漂亮。这其实挺好的，也是"见物而化"的道理。

不过古代人的做法更精绝，他们认为要想让将来出生的孩子具有更好的品性，孕妇最好天天拿块碧玉端详把玩。玉温润细滑，不仅代表着美好，而且具有"宁为玉碎，不为瓦全"的气节，所以有君子之德。有经济条件的家庭里，效仿一下古人，也未尝不可。但孕妇最好不要戴金银首饰，一方面对经脉有影响，另一方面有射线的问题，房间里最好也少放石器等物件。

● 孕妇该不该补充激素、维生素

西医认为，到了第九周时，胎儿的身体虽然还像个小虾米，但生殖系统已开始发育，由于激素水平决定生殖系统发育，所以这时母亲要格外小心。虽说生殖系统的发育都和雄激素相关，但决定性别的还是基因和染色体，所以如果不恰当地补充激素的话，也许会导致男孩儿女性化，或女孩儿男性化。

现代医学认为，胎儿三四个月的时候，随着性器官的形成，男胎的男性荷尔蒙会开始影响脑部，逐渐形成男性脑部（脑部的这种生物性别区分，要到出生后四岁终止），这时孕妇如果压力过大，会使胎儿的男性荷尔蒙不能顺利分泌，因此而受到母亲女性荷尔蒙的影响，而成为女性的脑部。也就是说，虽为男孩儿，思想和行为却很女性化。因此，从怀孕到养育婴儿至四岁期间，要特别注意避免太多的精神压力，以便其激素水平顺利分泌，否则长大后，有些人会有性别意识的混乱。

在怀孕初期，西医认为维生素 B_6 和维生素 C 可以缓解妊娠反应，但长期服用维生素 B_6 会导致胎儿对其产生依赖性，出生以后，如果维生素 B_6 的摄入不如在母体中充分时，孩子就喜哭闹、惊厥，甚至智力低下。

过分补充维生素 C 也不好，还可能导致流产。准妈妈补充维生素的最好方式是通过食物摄取，尽量不服用化学药物。

妊娠四月，三焦经主养

● 好心情是保持三焦通畅的法宝

怀孕四个月的时候，胎儿的血脉贯通了。传统医学认为，此时对于母体，是手少阳三焦经在滋养胎儿。这时胎儿的五脏六腑都开始初具规模。这时的养胎要点是：静形体，和心智，节饮食。

《素问·五脏生成篇》这样描述五脏的生成："心之合脉也（心与血脉相合），其荣色也（心血的表现在面色），其主肾也（水克火，肾是心的主，肾精是血脉的原动力）。肺之合皮也（肺的生成与皮的收敛功能相合），其荣毛也（肺气的宣发表现在毛），其主心也（火克金，心是肺的主）。肝之合筋也（肝与筋合），其荣爪也（其表现是手爪的生成），其主肺也（金克木，肺能肃降，肝才能生发）。脾之合肉也（脾与肉合），其荣唇也（其表现在嘴唇），其主肝也（木克土，肝又是脾运化的动能）。肾之合骨也，其荣发也（肾气的外现是毛发），其主脾也（土克水，脾土是肾精的来源，这就是后天养先天的意思）。"

从这一篇我们感悟的要点是：要想成就五脏，相克是要点，有克制才能生长。就人生而言，人生不能滥用自由，有克制才能成就。

六腑因循五脏而顺成。到四个月的时候，小宝宝的大事完成得差不多了，开始在妈妈肚子里欢腾起来，这时妈妈的肚子也开始显怀了。

我在《从头到脚说健康》一书中介绍过什么是三焦经，人体的整个体腔中有五脏六腑，而这些脏腑器官不是孤零零地悬在那里，一定要有个东西将它们连缀起来，三焦经就是连缀五脏六腑的这个系挂、网膜，所以三焦经的最大要点是一定要通畅。

妊娠四个月的母亲在行动方面还是要很小心，同时要保持心情的愉悦，这样才能保证三焦经的通畅。

● 多吃粮食，通经络，强血气

此时，孕妇在饮食方面应注意几点：

首先，可以多吃水稻和粳米。与面的湿热的特性相比，水稻偏凉性。因为孩子在母腹中是个阳物，属热性，如果热上加热就不好，但也不要因此去喝冰水，吃些当令的水果就好，比如柠檬汁、山楂汁、土豆泥等，还可以止呕。所谓粳米，就是陈粮。陈粮的特性为生发之力不强，这时一切以舒缓生发为宜。

其次，多吃一些容易消化吸收的食物。比如，多喝点羹汤、菜粥等。

最后，这个时期孕妇可以开点荤了。古人说，可以吃"鱼雁"以盛大血气，畅通经络。大雁是不主张吃的，一来大雁是国家保护动物，二来大雁这类野生动物生活在野外，吃的东西中往往有的含有微毒，所以就不要吃大雁了。但鱼是很方便吃到的，孕妇此时可适量吃鱼，海鱼污染小，尽量吃海鱼。

● 孕妇该不该做 B 超？

这时的准妈妈、准爸爸对小胎儿充满了好奇，还想知道胎儿是男是女，所以有些父母急着去做 B 超。但超声波毕竟是一种能量，在积累到一定剂量时对身体有害，如果刚好损伤的是生殖细胞或处在发育敏感期的细胞时，损害一定很严重。所以，在发育最关键、最容易致畸和流产的头三个月，最好不用 B 超，以后也要尽量少用。其实，不管是男孩儿还是女孩儿，都是上天给我们的礼物，接纳他（她）、爱护他（她），平安最好，健康最好，所以还是把惊喜留到出生的时候吧！

但早期检查对几类人还是非常必要的：①35 岁以上的高龄初产孕妇；②有过多次流产经历的妇女；③近亲结婚者；④有遗传病家族史的人。

妊娠五月，脾经主养

妊娠五月，为足太阴脾经主养。

其实在四月末的时候，小胎儿已经是能活动手脚的特棒的小人啦。他（她）赖以生长的胎盘已经形成，羊水的体积也在不断地增大。胎盘在中药里被叫作"紫河车"，它的功用和人体的脾是一样的，主运化，并提供给胎儿最宝贵的营养，还可以把宝宝不需要的废物带出去。

此时的孕妇要注意以下几点：

● 早卧晚起无劳倦

准妈妈这时在生活起居上要早卧晚起，就是晚上早一点睡，早上晚一点起。因为只有睡眠最养气血和恢复体力，妈妈气血足，宝宝才能更多地吸取营养。而且要规避寒凉，尤其不要做艾灸。因为胎儿是一团阳气，在母亲肚子里相当于一个火盆，这个时候再做艾灸的话，就是火上加火。而且孕妇还比较忌讳闻艾草的味道，因为艾草的味道太通窜了，对保胎不利。

● 无大饥，无甚饱

这时孕妇的妊娠反应基本结束了，饮食上，孕妇食欲大增，但也不要吃得过饱，也不要怕胖饿着自己。这时可以多吃一些牛羊肉和面食，以帮助五脏来养气。

日本有一本很火的养生书，作者是位母亲，她生了三个非常优秀的孩子，关于自己的孕期饮食，她就写到怀孕前三个月基本上以素食为主，四、五、六月这三个月的时候，她开始多吃肉食，最后几个月是小宝宝长肉的时候，所以吃得清淡偏素些最好，不然会出现巨大儿，容易难产。她说的这些与中国古代的胎养模式十分吻合。

● 胎动是怎么回事？

远古时代的女性不了解胎动，于是就把第一次感受到胎动时给她的强烈冲击当成了灵魂入胎，因此就产生了大量的感生神话。

这是一种令人兴奋的人生体验，一般在 16 周左右发生，在 30 周左右最为明显，甚至在妈妈的大肚子上能看见小拳头似的鼓包在游走……那一瞬间真的非常奇妙，你甚至可以和小宝宝做游戏，当你轻轻地拍打那鼓包的时候，他会一下子缩回去，然后又试探性地再顶出来……好可爱啊！

妊娠六月，胃经主养

妊娠六月，正是胎儿长筋的时段，此时胎儿最需要养的是力气和背脊，而这些主要依靠的就是足阳明胃经。胃，生气生血，就是说气血都从胃来，血足则能濡润筋骨。

筋连缀着四肢百骸，它的特点是柔韧。自古中国就有句俗语：筋长一寸，寿延十年。可见筋与人寿命的关系。

为了孩子的筋长得柔韧强壮，古代的养生理念是：孕妇要在妊娠六个月时"身欲微劳"。"身欲微劳"的意思就是此时孕妇要开始活动起来了，不能老坐着躺着。此阶段，孕妇要从头五个月安安静静的养胎阶段，过渡到进行适量活动的阶段。比如，此时孕妇可以出去逛公园、郊游，多呼吸些新鲜空气，也顺便走动走动，进行适量的运动，这样对胎儿筋的发育会很有好处。

● 出游于野，观走犬、走马

一般都说"母壮子肥"，这时母亲已经显怀，很骄傲满足的样子，每天上下午各散步 45 分钟左右是十分必要的。中国传统文化历来讲究取象思维。比如马和狗都非常擅长奔跑，它们的筋都十分强劲有力，古人就建议孕妇"多观走犬和走马"，"走"在古文里意思是跑，此时孕妇多看动物奔跑，会对肚子里的胎儿产生一种暗示，对孩子筋的发育有帮助。

饮食上跟妊娠五个月时差不多，不主张孕妇此阶段吃得太饱，可以吃些肉类，肉类补精血，可以满足胎儿对血的需求，血足则濡养筋脉。

● 孕妇要不要补钙？

西医认为没怀孕的妇女每天需要钙 800 毫克，怀孕期妇女每天需要摄取钙 1000~1500 毫克。而维生素 D 可以促进肠道内钙的吸收，使钙质更容易、更快速地进入血液；同时，维生素 D 还能促进钙盐的沉着，使骨骼的钙化加快。所以主张补钙的同时补充维生素 D。

其实，补钙的最佳途径是晒太阳和适当地负重。过去的妇女经常在田间劳作，也没有补钙和维生素 D，生出来的孩子也挺好的。而现在如果过量地补钙和补维生素 D 反而会引起妈妈的高钙血症，从而导致胎儿的高钙血症，引起胎儿头部的骨骼过早闭合，造成难产。所以，准妈妈还是靠自己的消化吸收能力去补充能量吧，这时多晒太阳、适量运动是非常有益的。

妊娠七月，肺经主养

● 感受生命，胎动活跃

传统医学认为，妊娠第七个月是小胎儿骨节动作屈伸的活跃期，这是为了运化血气。上文我们讲过，六个月时，连缀四肢百骸的筋已经生成，所以从这个月开始，胎儿在母体当中表现得比较活跃，在动作上开始伸屈手臂与腿，也就是俗称的胎动。

现在的孕妇很少有机会接触到中医的胎孕知识，基本上都是定期到西医院进行孕产检查，比如像妊娠第七个月的时候，西医院一般开始检查胎动的数字频率，其实中医早在几千年前就已经总结到了这种规律。胎儿在母腹当中的这种活动，也是在运化自己的气血，锻炼身体。

胎动对于母亲来说，是件特别欣喜的事情，终于可以切切实实地感受到宝宝在肚子里的活动了，他的每一次踢腿伸脚，都是那么的真切和有趣。很多母亲都是在这个时候，才明白了生命的伟大和神奇，也体味到一种前所未有的幸福。

● 肺主皮毛，妈妈请不要哭泣

从经脉上讲，是手太阴肺经主养，肺主皮毛。准妈妈这时不要大声说话、不要嚎啕大哭，少洗浴，不要吃寒凉的食物，因为这些都会伤肺。

从五脏对应五志和五声来说，肺分别对应的是忧和哭，所以此阶段如果母亲在情绪上有较大波动，经常忧伤哭泣的话，就很有可能影响到胎儿的皮毛的功能。在现代医学里，皮肤有第二脑之称谓，即对皮肤的刺激，会对胎儿脑部发展有重大影响。所以母亲的情绪和子宫的环境对胎儿的影响都是至关重要的，脑部发育得好不好，在胎内就决定了大半了。

五脏与五志、五声的对应关系表

五脏	肝	心	脾	肺	肾
五志	怒	喜	思	忧	恐
五声	呼	笑	歌	哭	呻

古人甚至认为，怀孕七个月的时候，孕妇都不要勤洗澡，因为勤洗澡会造成皮毛的多次开合，这也是频繁调动肺气的一种行为。孕妇还要避免长时间的舟车劳顿，因为不规则的震动会使得胎儿不舒服，这种不快的感觉会由皮肤传至大脑，妨碍大脑的发育。也不要穿过紧的衣服或大冷大热，这会造成不正常的子宫收缩，应该注意保持腹部的恒温。

　　此外，冷饮最伤肺，空调最伤肺。胎儿虽然是纯阳之体，有热象，但作为母亲，也不要喝冷饮，吹空调。伤了母亲的肺经，就等于伤害了孩子的肺气和皮毛。所以即便是在炎炎夏日，孕妇体热难耐，也不要喝冷饮、吹空调，可以多喝白开水，扇扇扇子，倘若图一时之快，毁了孩子的未来，太不值得了。

　　这个月还是胎儿大脑发育的高峰期，所以妈妈要多吃些健脑的食品，比如核桃、花生、芝麻等。

妊娠八月，大肠经主养

　　妊娠八月也是养孩子皮肤的，此时主要靠手阳明大肠经来养。

　　这个时候，胎儿皮肤的柔韧度都已经长成，而且非常光滑，身体开始变得肉乎乎的。在饮食上，孕妇要注意不吃味道特别腥膻的东西，因为对孩子官窍的发育不好。在饮食上要少摄入高盐高热的食品，多吃谷物和富含纤维素的蔬菜，比如芹菜等。

　　● 准妈妈最痛苦的一个月

　　由于这期间胎儿的发育过快，掠夺母亲的气血过多，准妈妈会出现一些问题。比如，大大的肚子向前挺着，妈妈一定腰酸背痛；气血虚造成贫血，甚至有些人身上会出风疙瘩，痒得不行，这在中医里叫"血虚生风"，一般喝几副小汤药就好了；变大的子宫压迫肠道会形成便秘，代谢变慢形成浮肿，胎儿上顶造成胸闷气短、高血压……这些毛病在产后一般都会痊愈，不必太担心。

● 所谓"七活八不活"

民间有个说法，叫"七活八不活"。意思是怀孕七个月的孩子，生下来容易存活，而八个月出生的孩子不容易存活。这种说法很奇怪。传统医学的解释是：如得纯阴之七，孕七月能生；孕八月者，得孤阳之气太过，生也夭折；十为满数，为正常胎儿。

另外，这个"七活八不活"在藏传佛教里有一种"胎神"说，认为小孩子都是有胎神的，一旦怀孕，胎神就入户了，所以如果怀孕后搬家对胎神就会有影响，而且在孕妇的房屋里禁止钉钉子，怕伤到胎神。其实这都是迷信的说法，其真正的意图无非是让孕妇做事小心，别大意了，伤到腹中的胎儿，人只有有敬畏心的时候才会小心翼翼。《佛说入胎经》中说胎神一般在七月入胎。现代胚胎学研究认为：第六个月的胎儿处于独立生存的边缘，这时出胎大都会因肺的不成熟，而在数日内死亡；第七月末，胎儿大脑皮质的六层结构已可辨认出来，这时出胎，虽然死亡率很高，但已经能存活了。

妊娠九月，肾经主养

● 吃好饭，让孩子有头乌黑的亮发

妊娠九个月的时候，胎儿的五脏六腑和四肢百骸都已经长得差不多了，此阶段，由足少阴肾经来养育孩子的精髓，小宝宝的大部分骨骼都已经很结实了，只剩头骨还很柔软，这是为了从产道出生时的方便。肾为"作强之官"，这期间，小宝宝的生殖系统已接近成熟，男孩儿的睾丸从腹腔降入了阴囊。

《黄帝内经》"六节藏象论"中有"肾者，主蛰，封藏之本，精之处也。其华在发，其充在骨"。就是认为肾是身体的封藏之本。肾是主藏的，是精所凝聚的地方，其对头发和骨骼的生长发育都有重要作用。

中医讲，发为血之余，就是头发的好坏跟血是否充足有关。妊娠九个月，小孩子的头发开始快速生长，所以此时孕妇要吃得好一点，这样胃才能把营养物质多变现成血，使得孩子的血很充足，长出一头乌黑的亮发来。

● 孕妇要"缓带自持"

在穿衣方面，此阶段的准妈妈不必穿着过厚的衣服，因为小孩子为纯阳之体，热量很足，所以孕妇此时不太怕冷，穿太多反倒容易出汗，造成感冒。

古人还有句话，这时孕妇要"缓带自持"。表面意思是让准妈妈穿舒服宽松的衣服，并处事稳定，别慌张。这句话还有一个隐含的意思：准妈妈在精神上要放松，距离生产不远了，要忌紧张情绪。

最后这几周是小宝宝快速长肉的时候，所以准妈妈要想别生"巨大儿"，就要少吃多睡。

妊娠十月，俟时而生

妊娠十个月的时候，足太阳膀胱经养之。胎儿已经"五脏具备，六腑齐通"，就是五脏六腑全部都长成了。

这期间，小宝宝除了肺部需要在出生后的几小时内完善功能外，其他的所有器官都已准备就绪。而妈妈的子宫也从未怀孕时的50克增至1200克左右，内容量也比未怀孕时增加了1000倍，随着子宫的增长，子宫内的血管也增多了，子宫内的血流量比平时增加 4~6 倍。孩子终于孕育好了，妈妈也茁壮了许多。

这个阶段，胎儿还需要"纳天地气聚于丹田，使关节人神皆备，俟时而生"。意思就是胎儿还需要最后再吸取天地自然之气，使精气神达到最佳状态，然后准备迎接伟大的诞生了。

二

规避流产，保胎秘笈

小产甚于大产

在日常生活中，我们经常会听到小产这个词，那么小产是什么意思呢？妊娠 12 周以内，胚胎自然殒堕者，中医称为"堕胎"，妊娠 12～28 周，胎儿已成形而自然殒堕者，中医称为"小产"。中国传统医学对小产十分重视，有很多相关论述。

明朝人万全写的养生书籍《广嗣纪要》中提到：小产甚于大产，瓜果生而摘之，岂不伤其枝蔓，养生可不慎哉？

万全认为，生育孩子就像瓜熟蒂落，应该是件顺其自然的事情，而流产相当于将生瓜生果硬摘下来，一定会损伤枝蔓，后果严重的话，甚至会伤到树根。

有些女性意外怀孕后会选择流产，三番五次，不以为然。现在的医院也可以凭借 B 超技术来鉴定胎儿的性别，虽然我国规定不允许通过 B 超鉴定胎儿性别，但有的家庭重男轻女，一心想要儿子，通过各种方法从医院拿到鉴定结果，如果鉴定的是女儿，就会偷偷选择流掉。且不说这种行为是否违法，就是小产本身，对女性身体的危害非常之大。

中医认为，小产是由于身体阴损或阳损，即气血亏损所致。中医讲究辨证治疗，在医理上将小产的原因大致分为以下几种：

● 奇数月易流产

小产一般在怀孕后的第三、五、七月最容易发生。古人认为，三、五、七都是奇数，奇数属阳，而阳主动，所以流产的可能性就会相对大一些。

此外，在逐月养胎中我们讲到，三月是母体的心包经在养胎儿，五月是脾经，七月是肺经，而心包、脾、肺在中医中分别为厥阴、太阴、太阴，这三个月里如果母体的阴血出现问题，也容易导致流产。所以怀孕的女性要特别注意这三个月份，小心养护身体，以避免流产。

如果是怀孕三个月以后流产，等到下一次怀孕，在同样的时间，容易再次流产。西医简单称之为习惯性流产，但并没有给出原因。不给出原因，如何能确保下次不出现同样的原因呢?

中医的辨证就在于爱寻根究底，它会具体分析流产的原因。比如，如果是五个月时流产，就很有可能是脾经的问题，那么第一次流产后的重点就要放在调脾经上，通过中药或其他方法，使脾经的功能强大起来，下次就不容易出现同样的问题了。假如是七个月时流产，就很有可能是肺经的问题，那身体的调理重点就应该在肺经上。

所以有流产经历的女性朋友，我建议你去找个好中医看看，帮助你分析病因，以便对证施药，调理好身体，好迎接下一个健康宝宝的到来。

● 气血不足，导致小产

母亲先天禀赋不足、气血虚弱容易导致小产。

明代医学家张景岳认为:气虚则提摄不固，血虚则灌溉不周，所以多致小产。

女子之血，在下为经水，在上化为乳汁。一旦怀孕，则经水不动，乳汁不行，血全聚于子宫，用来养护胎儿，因此血足则胎儿发育有根基，血不足则胎儿多困。怀孕时如果阴道流血，则是气虚血虚，母子不安。所以在临床上，我们就要仔细分辨，孕妇究竟是气虚导致收摄不住，还是血虚导致胚胎不发育。然后根据具体情况，或补血，或补气，将母亲的身体调养好，这样才能生出一个健康的宝宝。

● 不良生活习惯导致小产

纵欲、劳恐、恼怒等不良生活习惯或脾气，容易导致小产。这点我们在逐月养胎中有过介绍，此处不再赘述。

但现代生活有两个问题要说一下：

一是现在有些女孩儿太过任性骄纵，一旦怀孕，更娇蛮无理，情绪变化大，一点小事就大闹特闹，这些不良情绪会导致身体产生有毒物质，侵害胎儿。曾有一对夫妇产下一个脑瘫患儿，女方抱怨丈夫找的医生不好，产程太长，丈夫则指责妻子在怀孕中多次无理取闹、寻死觅活……所以女人一旦怀孕一定要性情淡泊，如果骄纵太过的话，孩子的性格难免怪异，不好调教。

二是现在一些男人生性风流、责任心不强，在太太怀孕时有出轨的行为，一旦被妻子知晓，内心的惊涛骇浪可想而知，轻则胎儿受惊，易患癫痫，重则流产。所以父母的自爱、自重在这时显得尤为重要。

● 外伤和不健康的食品导致小产

外伤容易导致小产。不少孕妇都是因为腹部受到碰撞，或是挺腰摘挂高物时引发的流产。所以孕妇朋友们要时刻注意，保护好自己的肚子，比如看到公共汽车太挤了就不要上了，等下一趟，迟到事小，孩子事大。

不健康的食品也与现在流产比较多有关。一来现在的环境污染严重，很多食物上农药残留物过多；二来一些食物很好吃，平常人吃是没太大危害的，但换成了孕妇，问题就出来了，比如大寒性的食物，孕妇吃多了就容易伤气血，导致流产。

保胎四法

保胎其实很简单，不用吃什么补药，孕妇主要记住以下四点：

● 安睡勿劳

孕妇一定要保障好睡眠，不要过度劳累。睡眠是养阴血的好办法，阴血足了，阳气才有得运化；过度劳累易会使胎盘的血液供应不足，胎儿的发育就会受到影响。

● 保胎饮食禁忌

我们已经多次说过了，孕妇要补气血，但千万不要以为补气血就是吃补品，孕妇要做的就是好好吃饭，靠食物来补气血。

古人认为，保胎的最佳食品是猪肚，此外还有猪肺、鲫鱼、白菜、海参、菠菜、莲米、莲藕、山药等食物。尤其到了妊娠六七个月以后，可以多吃一点麻油，麻油能帮助孕妇解毒。临产前，腐竹也可以多吃一点，古人认为腐竹性滑，最能帮助生产，使得生产顺利，减少痛苦，即有滑胎的作用。

保胎忌讳吃姜，说是怕长六指，其实是姜的生发之力过旺，不利于养胎，我们会看到，采下来的姜即使放在空气中，也能长出新的枝芽。还有辣椒，因为辣椒过于辛热，辛热伤胎。现在都市中爱吃辣的人越来越多了，这其实是元气虚弱的一种表现，也就是身体不好了，处于亚健康的人很多，那孕妇既然怀孕了，就暂时不要吃辣椒了，对胎儿发育不好。

保胎还忌讳吃蟹，一来怕"横生"，即孩子横着出来，会导致难产，这也是古人的一种取象思维；另外，蟹属大寒，不宜多吃或根本就不要吃了。

古人保胎还忌讳煎炒野味和猪肝。忌讳野味是因为多有微毒性，对胎儿不利。忌讳猪肝是因为杀猪的时候，猪也会恐惧、愤恨，毒素多集于猪肝中。

此外，孕妇在上火或外感的时候，要少吃油腻，少吃辛辣的食物。因为得外感时，元气都被调动起来去和外邪打仗了，这时吃油腻辛辣之物只会增加体内负担，不会增加营养。节制饮食做得好，那些代谢性疾病的发作就会明显减少。这是孕期保胎的一个要点。

● 防腰痛

腰痛极有可能导致堕胎。如果孕妇出现腰痛，一定要及时加以护理和救治，尽快去正规的医院进行调养。

● 调情志

过去的妇女，怀孕以后也不是就不干活了，大多还是在田间劳作，只是强度会减小一些，就是让胎儿自然地生长，到瓜熟蒂落的时候，孩子自然就出来了。那时候出现小产的情况并不多，而现代人为什么养尊处优，吃得又很好，反而小产的很多呢？

其实原因很简单，现代人思虑太重了。我们现在的人，就喜欢把简单的事情复杂化，再加上从小娇生惯养的，女孩子都很娇气，爱发脾气，爱闹情绪，加上现在女性的工作也很忙，压力大，内心就更容易产生焦虑，这就成为小产的第一杀手。所以，孕妇一定要学会调节情绪，老公、家人也都要多体谅孕妇的难处，悉心护理，一家人和和睦睦地一起迎接小宝宝的诞生。

—第三章—

胎教智慧——孩子的未来就在父母手中

　　◆家长一定要把胎教首先立足于对孩子的人性培养上，然后是身体，最后才是技能才智。

　　◆胎儿的生长需要一个安静和洁净的环境，而准妈妈的性生活会直接破坏安定的环境，影响其生长发育；另外，精子的湿热会使小孩子出生后易长痘、疹、疥、疮之类的皮肤病。

　　◆母亲在怀孕期间身心所处的氛围是否宁静和谐，直接影响孩子后天的性格是否平和孝顺。

　　◆在怀孕后服药一定要谨慎，能不吃的就不吃，最好是通过食疗来解决问题。

　　◆孕妇并不适合做针灸，针灸易造成流产。

一

胎教——播种最完美的基因

胎教功利，贻害子孙

如果说世界上哪个国家最重视孩子的教育，非中国莫属。如果说哪个国家的父母在孩子身上投入的精力最大，还是咱中国的家长们首当其冲。看看咱们国家有多少种给孩子开的兴趣班吧：从音乐舞蹈，到书法国画；从外语奥数，到体育运动……数不胜数。这其实是中国自古的一个传统——重视教育，重视传宗接代的质量。

到了现在，中国人重视孩子教育的程度可以说更变本加厉了，由于家家只能生一个孩子，经常是一个家庭里，爸爸妈妈、爷爷奶奶、姥姥姥爷，六口人都盯着一个宝宝，社会竞争压力又大，生怕孩子输在起跑线上，于是乎从孩子还在娘胎里就开始想方设法地给孩子灌输知识和技能，希望孩子将来一出生就是个天才，好出人头地。

但这些美好愿望的成效呢？说句实在话，并不大。相反，很多不当的胎教方法，还恰恰进入了一些误区，适得其反。比如，有的父母自己没有什么音乐才能，却很希望孩子能成为音乐天才，像郎朗那样，世界闻名。于是每天拿一个录音机放在妈妈的肚子上，听完了肖邦听莫扎特，大声地播放，生怕孩子听不到，耽误了学习。还有的父母特有意思，不光放交响乐，还间或放英语，问干什么呢？说要提前培养孩子的语感，为将来孩子出国留学学钢琴做准备。真是啼笑皆非！

对于这些行为，我个人都不太赞同，尤其是大声地、不断地播放刺激性比较强的音乐，这对胎儿会有损伤，因为胎儿的听觉刚刚生成，还很幼嫩，过强过多的刺激，很有可能会损害到他的神经系统，得不偿失。听外语就能培养语感吗？无稽之谈。要那么说，让胎儿天天听听鸟鸣，孩子出来后就能听懂鸟叫了？

这其实也反映出我们现在整个教育的一个严重问题——太功利了。我们很少有人去关注小孩子的人性培养，而更多偏重的是学业或技能的培养。这样下去，早晚要出事。

做个好人，比什么都强

其实，胎教的要点在于教化母亲，因为此时母子同心。

古代的胎教是从周文王的母亲开始的，这就意味着胎教的目的是通过母亲的教养来熏染腹中的胎儿，达到生子要贤良、长寿、仁义、聪慧，最终对国家能有所贡献的目的。

先说生子贤良，即做个好人，而不是一定要做一个有学问的人。好人和有学问的人，不见得可以画等号。好人可以有学问，但有学问的人未必是好人。好人的概念是：身心健康，温良恭俭让。这几个字说起来容易，做起来难。不温良则喜怒无常；不恭敬则胆大妄为；不俭则不懂持家之道，看事情不长远；不礼让则不知避风险……所以，有人性首先是为了自保，把自己做好了，才是做人的根本。

然后是希望生子长寿。就是在胎儿时期就把孩子身体的底子打好，虽不能百病不生，也尽量不要让孩子出生后病病快快的。

再接下来才是希望孩子聪慧、漂亮什么的。

我觉得古人对胎教的这些看法才是大智慧、大慈悲；而今人过于重视术数，只求小术，不求大道。这两年报道很多行凶杀人的案件，可怕的是杀死的是自己的父母、妻儿。什么问题？人性没了。这比什么都可怕，即使再有什么术数又怎样，都不是人了，谈其他还有什么意义！

　　"人之初，性本善"。我们做家长的，一定要把胎教首先立足于对孩子的人性培养上，然后是身体，最后才是技能才智。这样，无论是对孩子，还是对为人父母者，才有美好的未来。

　　此外，古人重视胎教的另一个要旨是做好了胎教，产妇可以顺利生产，减少难产等不必要的麻烦。这个观点现在都被我们忽视了。我们下一节就主要谈谈如何进行胎教的问题。

二

胎教六法

现在的胎教有误区，家长们以为胎教的内容就是听音乐，跟孩子说话什么的，这其实只是胎教的一小部分，中国古代的胎教是一套全方位的综合方法，它还包括饮食起居、房事、心理辅导等多个方面，下面我们具体讲讲。

慎起居——行走坐卧皆有道

起居指的就是行走坐卧，即从白天到夜晚，孕妇该如何站立、行走、做事、睡眠等。

行：不许走险路。孕妇走路一定要当心，尤其是前三个月和最后两个月。避免走有危险的路，遇到雨雪天气，地面湿滑，尤其要当心。上班离家远的话，该打车就打车，该让老公送就让老公送，谁让咱现在不是一个人了呢。孕妇一定要知道，怀孕后可不是谈恋爱时可以随便疯疯癫癫的了，现在最需要的是稳重。

鞋子最好穿舒适的、有防滑底的，绝对不能为了美再穿高跟鞋了，一是容易摔倒，二是对骨盆不利。我们不要总看电视里那些女明星们挺着大肚子，还穿个高跟鞋走红地毯参加派对，貌似挺光鲜靓丽，那是作秀，不能学，孕妈妈一切要以胎儿为前提，自己的事要往后排排了。

坐：孕妇坐椅子要注意，一定往里做，端坐，别坐太边上了，容易滑倒或摔倒，造成流产。母亲的所有生活习性都会间接影响到孩子，母亲坐得端正，将来孩子出来后也守规矩。另外，冬天冷时，如果坐公交车或办公室的椅子感觉凉，最好随身带个小棉垫子，避免寒气入体。

站：孕妇站立的时候也要两脚站稳，不要单脚站起。够高处东西的时候尤其要小心，你使劲抬手够东西的话，气一往上走，抻拉了经脉，就容易导致流产。这是一个基本生活常识，但现在太多的孕妇不加小心，置若罔闻，最后出了事情，遗憾终生。

卧：中国古人强调孕妇要睡宽大舒适的床。现代西医认为，孕妇的睡眠姿势最好采取右侧位，这样可以少压迫心脏。我个人的经验是，孕妇最好睡硬板床，至少是别睡太软的床，太软的床翻身会很费劲，容易影响睡眠。孕妇有一个充分的睡眠很重要，孕妇只有休息好了，新陈代谢等才能正常，才能给宝宝提供一个很好的生长环境。怀孕初期，身体好的妇女很爱睡觉，睡眠好的孕妈妈的胎儿就发育得快和好；而身体弱的女子睡眠就不稳定了，因为体内的胎儿要摄取足够的营养，当母亲把一切都供给了胎儿后，自己的气血就严重不足了，气血不足也就无力消化食物，所以这种妈妈常会有呕吐的毛病，而且"胃不和则卧不安"，睡眠也会出问题。这时首先要安定心神，能睡就睡会儿，能吃就吃点儿，吃什么不必太刻意。如果呕吐折腾得厉害，那么建议找个好中医，吃点小中药调调也可以。

谨房事——管好自己的情欲

孕期在性生活方面要特别谨慎，中国古人就不建议孕期行房。

如果没有外因的话，自然界中的动物一般都能活到天寿，而人却很少能活到天寿。那什么叫天寿呢？天寿的计算方法就是成长期乘以 5~7 倍。举个例子，马的生长期是五年，那么它的自然天寿应该是五五二十五岁到五七三十五岁。所以马在 25~35 岁死亡，都是正常的。人的生长期大约在 20 年，那么 20 乘以 5~7 倍就是 100~140 岁。而在我们的现实生活中，大多数人都只能活到天寿的一半，但凡能活到八九十岁的，都被称作长寿老人了。为什么会这样呢？原因很多，其中之一就是人没有固定发情期，一年四季的纵欲，这是很折寿的。

对于胎儿来说，一方面它的生长需要一个安静和洁净环境，而准妈妈的性生活，必然导致准妈妈的心跳加速，气血翻涌，这直接破坏了安定的环境，使胎儿没有安全感，影响其生长发育；另一方面，精子的湿热会使小孩子出生后易长痘、疹、疥、疮之类的皮肤病。

我想哪个家长也不愿看到自己的孩子不健康，人要学会克制自己的情欲，动物都能做到的，我们人为什么就做不到呢！

薄滋味——清淡永远是最好的饮食习惯

薄滋味的意思是吃东西不要过浓过咸，清淡的口味最养脾胃。实际上不仅孕妇应该吃得清淡，我们大家平时都应该吃得清淡些。现在很多人嗜咸嗜辣，都是元气虚弱的表现，也就是西医常说的亚健康，有这方面问题的人要注意了，这是病。

薄滋味还包括一个要点：不要大热，也不要大凉，同时还不要过饱。食过冷过热的东西都会伤脾胃。孕妇还要忌讳花椒，因为花椒性太热，容易伤胎。也不要吃生冷的东西，生冷的食物容易造成经脉不通，导致难产。

那么，为什么还不要过饱呢？因为当女性怀孕时，她所有的营养和所有的元气首先都用来供养胎儿，如果吃得太多，身体就会多调一部分元气来消化食物，这就等于在跟孩子抢这元气，对孩子不好。

孕妇要不食邪味，就是不要随便吃不名死因的动物。孕妇也不要吃得太过讲究。很多人想当然，总以为吃什么补什么，您当吃个腰花就真补了自己的肾啊，没影儿的事。营养不是越多越好，太多了吸收不了，就成了体内的垃圾，还不如没有呢。

下面我给孕妇提供几个安胎的食疗方：

（1）鲤鱼粥。锅中放水先煮鲤鱼一条，然后将鲤鱼拿走，用鱼汤煮糯米、葱三茎和豆豉。煮熟后食用，可安胎。

（2）阿胶粥。阿胶 20 克捣成末，备用；先煮糯米粥，快熟时兑入阿胶末，搅匀温食，可治疗胎动不安。

（3）鲤鱼枣粥。鲤鱼一尾，大枣六枚（撕开），同煮，加少许盐。喝汁，可治疗胎儿不长。

悦音声——诗歌是古人馈赠给孕妇的最好礼物

据史书记载，中国的胎教起始于周文王的母亲。周文王的母亲怀孕后，经常"令瞽颂诗"，就是找了一个盲人专门给她背诗听。

"令瞽颂诗"，短短四个字，里面却蕴含着大学问。首先，为什么找了一个盲人呢？原因是盲人看不见东西，所以内心会特别宁静，他读出来的声音就会很清透，而胎儿比较喜欢安静的环境，这样的声音对胎儿的生长很有好处。所以孕妇朋友们可以让老公经常抽点时间给自己读读诗歌，假若老公没空，自己读读也挺好。当然，也不要多读，一天读那么几首就可以了。有的人说我一定要多看书，这样我的孩子很早就会认字了。这就是没有懂得无为之道。事事不要过于强求，也不要异想天开，一句话，"尽人事，知天命"，就可以了。

其次，为什么要读诗歌呢？因为诗歌平缓而优美，又有很好的节奏感。人是"感于善则善，感于恶则恶"。怀孕过程中，要多接触善，多被善感动，这些都会影响你的心情，进入你的血脉。现在国学比较兴盛，如果电视里正在播放《论语》《诗经》《三字经》之类的节目，孕妇朋友们就可以停下来看一看、听一听，这些都是对孩子很好的陶冶。什么恐怖片、言情片就别看了，这类的片子不是让你精神紧张，就是太过煽情，让你情绪激动。人心情的紧张或激动，都会影响血脉，导致经脉不通畅，对胎儿只有坏处没有好处。

只说好事，不说坏事

我自己怀孕期间发现了一个现象，现在所有关于怀孕的书全是西医的，而这些西医的书不管千变万化，都有一个问题，就是成天到晚地吓唬你。比如说，谈到吃药就危言耸听，把这事说得跟天塌下来一样，恨不得只要孕妇吃过药了，这孩子就必是个畸形。有很多人在怀孕的第一个月是不知晓自己已经有身孕的，感冒时吃了点药，结果等知道后就被吓坏了，就怕这个药会对孩子有巨大的副作用，成天犹豫不定，以泪洗面，有的甚至导致了流产。

我当时看到这些书的内容的时候，也吓得胆战心惊，后来我干脆把这些西医的书全扔掉了，就看中医的书。

中医的书，仅仅几句话就把胎孕这事说得特别美好：它告诉你这是人生的一个很自然的过程，就是把自己的"福田"造好了，再把种子种进去，然后做好胎教，逐月养胎，待到十月之时，就会"瓜熟蒂落"，听着就那么的圆满。中医讲究身心不二，它解决的永远不单纯是肉体的问题，一定会同时解决心灵的问题。

"只说好事，不说坏事"，这是中国传统胎教的一个核心。有那么多美好的事情可以谈论呢，干啥总要说那些糟心的事呢！我觉得，作为一个优秀的孕妇，就要有屏蔽"垃圾话"的本领，好话咱听着，哈哈一乐，坏话左耳朵进去，右耳朵就出来，毫发无损。大大咧咧，没心没肺，这才是一个孕妇的良好状态。

古人认为，怀孕"如执持宝玉"，就是像端着一捧宝玉一样，心静了，行为就安定。如何才能让自己的心变得宁静呢？有句话讲得好，"妈越傻孩子越聪明"。虽然这是大白话，但特朴实。这里的"傻"指的是无所用心，就是"至人之用心也若镜"（庄子），你的心像镜子一样，越平静越好，否则你总爱生气，爱想事，元气经常被调上头部，底下气血就会不足，于是就滋养不了孩子。

孩子的好性情来自于母亲

中国传统文化非常讲究感应，比如当接触一个人时，无论是否曾经认识，只要你的脸上挂着灿烂的微笑，对方就会感应到你的温暖、善意和热情，通常对方也会回馈给你积极的情绪。所谓"与人玫瑰，手有余香"，就是这个道理。

怀胎十月，孩子天天待在母亲的肚子里，母子之间的感应作用是极其强烈的。因此，母亲的性情就极其重要了。古语云：母孕宁静，子性和顺。母亲在怀孕期间身心所处的氛围是否宁静和谐，直接影响孩子后天的性格是否平和孝顺。

母亲要养好自己的性情，古人认为有两个要点：一是"目不视恶色"，就是不要看不好的东西，因为五脏六腑的精气全聚于目，眼睛看多了不好的东西，五脏六腑都受影响；二是"耳不听淫声"，意思就是不听那些嘈杂的噪音，不听不健康的音乐，让自己尽量阳光一些。

三

胎教八勿

勿惊恐——否则生子易患癫痫症

在十月怀胎的过程中，惊吓对胎儿的影响最大，因为五脏里肝主惊，惊恐就会伤到肝，而肝所对应的神明为魂，魂属于阳神，阳神主动，所以孕妇一旦受到惊吓，伤了魂的话，小孩子就有可能患先天癫痫。

这样的案例在生活中并不鲜见。我就见过一个有癫痫症的小女孩儿，后来她的母亲告诉我，在怀这个孩子的时候，一次偶然的机会，她正好看到自己的丈夫跟别的女人在一起，当时一见之下，惊恐、愤怒，情绪不稳。后来孩子出生后身体就非常不好，患有癫痫症，她说自己真是后悔一辈子，可怜的孩子，招谁惹谁了！

我们做父母的，要避免在孕期吵架，注意自己的行为规范，这不仅仅是为了家庭的和睦，也是为了将来降生的孩子能够健康长寿。这也是中国文化站得高看得远的道理所在。

勿抑郁——否则生子易患结核类疾病

怀孕期间的母亲不能过度抑郁、忧伤，抑郁伤脾胃，脾胃一伤，血就不足；肺主忧，忧伤过度则伤肺和皮毛。而且人一抑郁气机就会被憋，大人被憋，孩子的气机也会被憋住。中医讲究气血，气血是人正常活着的根本，一旦孩子气机被憋，就容易对肺造成损害，孩子出生后就有可能患结核一类的病症。

勿大怒——否则生子易脾气暴戾

怀孕期间的母亲不要生大气，怒则气上，气血全在头上，下焦气血就不足，孩子就得不到供给。说实话，一点气不生是没人能做到的，但要学会调整自己，没什么过不去的，女人跟丈夫一生气，就容易把过去那些陈芝麻烂谷子的事全勾出来，一瞎想，就想不开，结果越气越大。如果有什么想不开的，先出去转一圈，回来基本就没事了。这时丈夫也要多体谅妻子才是。

生大气就有可能导致生的孩子性格暴躁、乖戾。所以，为了孩子，啥气都要放下，看看大河大川，天地变换，能有啥大事过不去呢，我们人不过是宇宙的一粒沙尘而已。

勿药饵——否则易破血动胎

不要多吃药，是药三分毒，如果吃多了药或者吃错了药，有可能破血动胎。破血动胎是古代的一种说法，意思是易导致生出的孩子得一些奇奇怪怪的病。所以在服药方面，我们确实要谨慎，能不吃的就不吃，我个人主张最好是通过食疗来解决问题。我在怀孕六个月的时候曾经感染了一次流感，几天高烧不退，自己真担心伤到孩子，就不想吃什么药，那怎么办呢？当时就用了一个土办法，用热水泡脚，不断地往水盆里放热水，直到后背出汗了，烧也就退了。大家注意，怀孕初期慎用这个办法，这关键要看孕妇的体格情况。

勿妄语、妄念——否则生子易逆反

勿妄语，就是孕妇不要说谎话，不要骂人，不要说挑拨离间、两面三刀的话，更不要说淫秽的或不符合礼仪的话。因为孩子就像袋鼠一样，天天跟着妈妈，孩子最熟悉的声音就是妈妈的声音。妈妈怎么说话，说话的样子是什么，都会影响到孩子。所以作为母亲，说事说正事，别说闲事、恶事。

勿妄语的思想根源在于不要有妄念。这其实强调的是一种修为。中国人特别注重修为，要求做人要善良，思想要端正。不要小瞧了念头的作用，一个念头可能就是一个恶的因，最后就能结出恶的果。如果怀孕期间孕妇总爱说妄语，动妄念，孩子出生后就有可能与常人常理悖着来，行事思维都会比较忤逆。

勿嗜卧、勿登高越险——否则易堕胎

孕妇不要老睡觉，充足的睡眠很重要，但老睡觉就会造成气血凝滞，这对胎儿不利。

勿登高越险，这个前面讲过，这里再次强调一下，不恰当地登高和够东西，容易伤到胎儿，胎儿是很娇嫩的，这种行为容易造成堕胎。

勿食生冷醋滑热食——否则易造成难产

前面说过了，孕妇吃生冷之物不好，损伤脾胃。因为孩子靠母血来养，母亲肝阴不足则喜酸味，但过食酸味也会收涩太过，伤脾胃；婴儿在母腹为阳物，偏热性，所以母亲过食热食对胎儿也不好，易形成胎毒。具体的内容在下面关于难产的章节再详细介绍。

勿针灸——否则易流产

针灸是中医的常见祛病之法，现在很多人都相信中医了，乐于用中医的方法治病，但大家一定要注意，不是什么时候都适合做针灸的。要关注逐月养胎一节，每一个月都有一条经脉在起重要作用，那条经脉尤其禁针灸。除非是技艺极高的好中医，否则孕妇最好不要做针灸，针灸易造成流产。

—第四章—

临产——迎接新生命的诞生

◆现代人的生活环境太安逸，反而容易导致难产。久坐久卧容易造成气血的不流通，进而造成腿脚肿胀、痔疮、气血瘀滞。所以孕妇不要把自己的生活搞得太安逸。

◆孕妇在生产前，必须要了解生孩子的整个产程，这样到时候才不会慌乱。只要心里明白了这个产程的顺序，就会做到心中有数，按部就班地顺利生产。

◆剖宫产的小孩儿脑子更灵一些。但事实是，这些孩子往往是脑子比手快，即想得挺快，但动手动脚的能力弱，会滞后，导致常做出半途而废的事情。

◆其实，人的一生跟出生时从产道出来的情形差不多，都是要自己寻找道路，然后千辛万苦地出人头地。所以说自然生产的小孩儿一开始就得到了磨练。

◆大家不要小瞧了这个出产道顺序问题，人出生的一瞬间，人生的很多事就被决定了。

◆古人认为，剪脐带应"断脐六寸"，意思就是脐带一定要留六寸长，因为一呼一吸，脉走六寸。这个六寸可是"同身寸"啊。

一

洞悉难产七因，把握解决之道

　　古时，妇女生产，往往性命攸关。有句俗话叫作"儿奔生，娘奔死"，就是对妇女生产的一种描绘。这与当时的医疗技术远没有现在发达有关。当然，在千百年的日积月累中，古人也逐步积累下了众多关于生产的智慧。

　　对于生育中的难产原因，古人也有不少充满睿智的心得，通常，他们认为难产在于七因：

太安逸了易难产

　　太安逸了容易导致难产。久坐久卧容易造成气血的不流通，这样还会造成腿脚肿胀、痔疮、气血瘀滞。

　　这与现代社会中人们的工作、生活环境有关。随着科技和经济的发展，人们的体力劳动越来越少，人越来越懒。比如，有了洗衣机，我们就不再会动手洗衣服；有了外卖，吃饭连家门都可以不用出；有了汽车，我们再不会走路或骑自行车上班。我甚至见到很多人，去自己家住的小区的超市都要开车去，能开车去的地方，绝不肯下地走走。

　　可以说，现在的很多疾患，都是懒出来的。比如痔疮，大部分得这种病的人都是"坐家"，他们常年坐在电脑前，很少活动，平时不运动，又不吃粗粮，久而久之，身体的内部环境变得湿热不堪，血脉自然不通畅，最后患上痔疮。

都说贫家的孩子早当家，其实贫家的孩子还有一个好处，就是贫家的人总要劳作，那么气血经常动，形体就充实，孩子也结实。作为母亲，要老劳作的话，不易难产，过去田间干活的产妇，有几个难产的？

所以，孕妇不要把自己的生活搞得太安逸了，每天适当做点运动，比如晚饭后拉着老公出去散散步，边走边跟肚子里的孩子说说话，胎教也做了，自己的气血也通畅了。

吃得太好易难产

产妇如果吃得过好，营养就会过足，胎儿会长得特别肥大，生育起来就很麻烦，容易导致难产。

高龄初产的女性尤其要特别注意这一点。因为高龄初产本来就容易生巨大儿，如果再吃得太好，婴儿会更加肥大，这就给生产增加了难度，最后无法自然生产，不得不选择剖宫产。

所以，孕妇吃好喝好是理所应当的，但该如何正确地吃，孕妇并不怎么清楚。现在书籍又多，各有各的说法，让人不好定夺。首先，我们要记住，营养过剩易难产，营养不是越多越好，一定是恰当适中才好。其次，我谈几点具体的吃法：

第一，临产前可多喝粥，白米粥可增气力，红小豆薏米粥可去痰湿。但我们要注意，不可吃得太饱。

第二，肉汤去油澄清，只喝清汤。里面可放些腐竹，有润滑的效用。

第三，若临产烦渴，可用开水冲白蜜两勺，此法最润脏腑。

第四，古人认为，产时以饮食为本。临产不能饮食的人，就没有力气。这时一般用红参 30 克，煎浓汁一碗，在将生产前服下，可补助元气。这样产妇在生产时就能用上力气。但如果太早服用，壅补太过可致难产；产后不可用，容易恶露瘀阻。产后只可喝参渣汤的第三煎，当茶饮，可以治疗烦躁、血晕、昏迷等。

孕后房事易难产

人是自然界中少有的一种没有固定发情期的动物，食色是人这一生难以逃避的问题。所以古人有"生门即死门"的说法。

关于怀孕后是否还能有性生活的问题，有很多争论。

现代西方医学的观点基本认为：怀孕三个月内不得有性生活，之后可以有，注意体位，最后生产前一两个月停止性生活。

中国自古有句话：静则神藏。人不能胎胎顺，个个产；而牛马犬则胎胎顺，个个产。原因何在？就在于动物们一旦怀孕，就自动禁欲。这时候的母马是绝对不再跟公马交媾的，公马一上来，母马就拿蹄子踢，心里讲话，"你少动我，我怀着你的种呢"。所以，我们该从动物那里学点生产之道，控制住自己的情欲，毕竟现在不再只是你们两个人之间的事，中间还有一个孩子。

禁房事不但有利于生产，而且生出来的孩子身上也不容易生乱疮、乱痘这些乱七八糟的病，对宝宝有个健康的身体很有好处。

忧疑过重易难产

育龄女性往往有一个共同心理——特别怕生产，还没生就开始害怕，一是怕疼，二是怕死。

这与自古的观念有关，古人认为，生育这件事与死亡就隔着层窗户纸那么薄的距离。

电视剧里经常有这样的桥段，女人流着大汗呼天抢地嘶喊着生产，结果还没生出来呢就昏了过去，于是接着又是难产，这时医生通常神色凝重地出现了，一字一句地问家属，"是保孩子还是保大人"。剧情就此进入二者必选其一的"高潮"部分。我就奇怪了，为什么那么多电视剧都爱拍这个，有意思吗？这不成心吓唬人吗？这些片子看多了，耳濡目染，无形中就加重了产妇的心理负担。加上现在的女孩子又普遍比较娇气，所以还没生就怕了，思虑过重，反倒更易导致难产。

生产是亿万年来地球生物繁衍的手段，一定要明白，都这么过来的，没啥好怕的，眼一闭一睁，孩子就出来了，就这么简单点儿事。而且这真的是上苍赋予女性的一项光荣的使命，要有使命感，有荣誉感，就不会那么怕了。

怯懦、血虚易难产

初产的女性尤其容易害怕紧张，一紧张宫口就难以打开，这就容易导致难产。

对于高龄初产的女性，还有一个常见的问题——气虚、血虚。由于高龄，怀孕的过程已经使得身体极其疲惫，到了生孩子的时候，就更没劲了，于是造成难产。

"稳婆"不稳易难产

现在大家都是去医院生产，过去的人都在家里生。

生产前一般都要找个稳重的老太太，俗称"稳婆"，来帮助指导生产。

古代的生产挺有趣的，除了找稳婆外，还会准备一些器具，其中第一要准备的就是草纸，又名马粪纸。这种纸的颜色为黄色，特点是非常厚，非常绵软，吸水力特别强。

生产时，会先将马粪纸放在身子底下，然后稳婆从身后抱住产妇，以防产妇摔倒。有人该问了，为什么会是站姿呢？电视里演的古装戏不都是躺着生吗？其实这里边有谬误，过去生孩子，流行的姿势是站姿或半蹲，这样才好使劲，方便生产。其实现在国外也开始流行站姿生产了，很多国外的医院都安排站姿生产，为了避免产妇劳累，常以健身球做辅助。

稳婆从后面抱着产妇，手在产妇肚子上从上往下一推一推的，这样，产妇就有生产的欲望了，配合着一用力，孩子就下来了，刚好落在准备好的草纸上，这也是自古管出生叫"落草"的由来。

稳婆在过去的生产中非常重要，如果接生婆顶不住神，即稳婆不稳，就容易造成难产。

对于当下，已经没有稳婆了，但道理是一样的，寻找一个好的医院，一个好的妇产科，一名好的妇产大夫，真的很重要。大夫如果心慌意乱的，如何能叫产妇不慌乱呢？如何能有一个十分美满的生产过程呢？

现在很多知名的妇产医院都会有人满为患的问题，原因也在于此。当然，这是另外一个话题了，涉及的方方面面也不是我这个层面能解决的；但我认为，加强妇产医生的心理和技术双重培训，非常重要，这是减少难产事故的主要解决途径之一。

另外，现在很多医院都可以陪产，产妇在生产过程中最需要心理上的安慰，老公可以陪产，这是对产妇的最大支持。不过，这首先是产妇的老公要乐意和勇敢，这不是任何人都能胜任的，有的人一见血就慌了神，还有晕血的，产妇没怎么样，自己先晕过去了，那跑产妇房待着就是去添乱了。产妇的母亲、生过孩子的姐妹也是很好的陪产对象，这就相当于扮演过去稳婆的角色，起到稳定产妇"军心"的作用。

用力过早易难产

孕妇在生产前，必须要了解生孩子的整个产程，这样到时候才不会慌乱。

生孩子分三个产程：第一个产程是子宫开始收缩，直至宫口开全；第二个产程是正式分娩；第三个产程的标志是胎盘娩出。

有的产妇刚刚进入第一个产程，还没开始生呢，就咋咋呼呼地开始闹腾了，声嘶力竭地哭啊喊啊，想怎么折腾就怎么折腾，结果等到第二个产程该用力生的时候，反倒没有足够的力气了，结果导致难产。

大家只要心里明白了这个产程的顺序，就会做到心中有数，按部就班地顺利生产。

我是建议大家在生产前作些相关功课的准备，比如看看胎孕方面的书，听听有关的课程。知识就是力量，这话走到哪都是有道理的。

二

临产准备——身心灵统一

临产前的准备工作很重要。

中国古代关于生产的准备和现在的西医很不同。比如现代西医大量借助的是高科技的仪器，孩子长多大了，是否该生了，唐氏筛查，彩超，等等，讲究的是靠数据说话；而中国古代，更重视产妇在生产前做到身心灵的统一。

那时的临产准备，充满着古老的东方智慧和人性关怀。可以说，无论是对产妇，还是婴儿，都是一套很好的全方位呵护方案。

下面我们就来具体看看那时的临产准备，以供我们借鉴。

释忧惧——让恐惧远离产妇

快足月的时候，一定要多跟孕妇讲，生孩子这点事，真的就是人生命中的一次必经的过程，特别正常，就像飞禽抱卵、走兽怀胎一样自然，没有必要恐惧和忧虑。

孩子是爱的结晶，做老公的有责任多开导孕妇，多关爱她，夫妇一起迎接这生命中最灿烂的一刻。

孕妇也可多跟母亲、婆婆或生过孩子的女性朋友交流，都是这么走过来的，没啥好担心的。

慎医药——别让药物毁了爱的结晶

临产前务必不要乱服药。是药三分毒，药有偏性，中药、西药都要慎服。

慎服药的道理有三：一是怀孕时，妈妈体内物质会发生很大的变化，对药物的代谢过程也有影响，也就是说吃了也不见得会达到预期的效果；二是这时药物在母体中积蓄到一定量时，对母亲和胎儿都不好；三是胎儿要用十个月的时间完成人类几亿年的进化，这期间所有的过程都是惊心动魄的，药物属于外界干扰，多数都有害无益。比如阿司匹林会导致胎儿肺动脉压过高，增加心脏负担，最后引发心脏问题。感冒药多是对症药物，治标不治本，抗病毒药更对胎儿不好。

有人认为吃药不行，我就吃维生素吧，但过服维生素的危害也不小啊！维生素 C 过量会造成流产；维生素 D 过量会导致胎儿的大动脉和牙齿发育有问题；维生素 A 过量会造成胎儿骨骼畸形；维生素 B_6 过量会导致胎儿智力受损……这不由得使我们会反思，现代疾病的复杂性是否跟现代生活的复杂性有关？！除此之外，还有那么多防不胜防的尾气、化妆品、噪音……嗨，小胎儿真是不容易啊，来这世上一次，还没出生呢，就已经危机四伏了！

那妈妈得病了到底该怎么办呢？一般来讲，母亲在怀孕期，自己的五脏六腑功能也在加强，好应付"小强盗"对气血的饕餮，如果健康的母亲精神放松，又比较注意的话，一般不会有什么大病，小感冒什么的注意多喝水、多休息，挺挺就过去了。实在不行，就喝点生姜葱白红枣汤，发一发汗，睡一觉。即使必须要吃药，也一定是在医生的指导下服药，不要自己随便找了药就吃。

现在临产前，一般孕妇就住进医院待产了，这时也有些问题不好办，比如，孩子到时间了老没动静，要不要上催产针？要剖腹了，为了促进胎儿肺部发育，大夫也会主张注射某种药物，很多妈妈很担心，且不知该怎么办。我有个女友因为是高龄初产，已经决定剖宫产，但还差三周，这时医生要注射药物刺激胎儿肺部发育，女友因为害怕药物对胎儿造成损害，就决定提前手术了，胎儿出生后极为健康。

　　一旦母亲服药，就意味着会将其部分药性转移给胎儿，这对胎儿脆弱的脏器来说，无疑是种伤害。所以，切勿乱服药，还有，吃药前务必看下说明书，如果写了孕妇禁服，千万别吃。

选稳婆——把心放到肚子里

　　稳婆的重要性在前面已经详细阐述过，说到底：一是心理作用，有个有经验的人在身边，就可把心放到肚子里了，老百姓讲话叫踏实。《黄帝内经》讲，心为君主之官，只有心这个君主不慌乱，人体的其他脏器才能都安心工作，各司其职；二是稳婆的经验，世上的事多靠经验，有经历的人办事就稳妥，遇到危难时刻，也能处理得游刃有余，因为她见识广，积累得多，什么都听过见过，自然可以及时应对与处理。对产妇来说，一生可能这是第一次，也是最后一次生育，而对稳婆来说，她们就吃这碗饭的，见得太多了。所以选个好稳婆，对古代人的生产来说，绝对是个大事。现代人呢，就是找个临床经验丰富的产科医生，而不是找学历高的博士。

知难产——往最好里想，往最坏里准备

　　我们做事要有个原则：往最好里想，往最坏里准备。

往好里想，你的心态才好，做事积极、进取，也不容易紧张，成功的概率就大。但是，也同时要往最坏里作准备，也就是要有风险防控的措施，不怕一万，就怕万一。否则一旦遇到危机，将束手无策，满盘皆输。

临产前，产妇要明白，是有可能会难产的，要做好心理准备。难产也并不可怕，以现在的医疗技术水平，基本都可顺利处理，所以产妇还是要有个好心态。在这方面，除了产妇，产妇的老公和家人也要有所准备，以免到时候乱作一团。

临产器具——工欲善其事，必先利其器

工欲善其事，必先利其器。生孩子也要准备工具。

古代临产所准备的东西跟今天有很大不同，那时主要准备的东西有：草纸、红糖、醋、甘草、人参等。

● 草纸

草纸的用法前面已经讲过，这个现在是完全用不到了。

● 红糖

红糖是个好东西，中医上讲，红糖为"去瘀"第一绝。它能把体内的瘀血带下来，这对产妇太重要了。

如果顺产，产妇生完孩子后，我建议多喝点红糖水。乃至包括女性平时的月经期间，如果感觉血下不来，或者还有两天就要停了，都可以喝点红糖水。

还有快到更年期的女性，月经通常不准了，经期过程中可以时不常地喝点红糖水，也是去瘀血的好方法。

另外，还可以煮点姜汁，用红糖水一冲，再煲一个鸡蛋，产妇

一并吃下，是很好的产后补品。

● 醋

有人看到醋，感觉很奇怪，难道要产妇吃饺子吗，整瓶醋备着。其实不是，是古时为防产妇晕倒，可以熏熏醋，产妇就苏醒了。这个在现代中用不太着了，产房里估计也不让您带进去。

● 甘草、黄连

古时小孩儿出生后，产婆会先把孩子身上的血污擦干净，然后让小孩儿吮吸一下甘草。中医认为，甘草可"平和五脏，解百药毒"，就是甘草可以平和所有药的气味，还有解毒的功效，所以甘草又有"国老"之称。

古代还有一种做法，把黄连弄成汁，放在细细的布里，然后擦一下小孩儿的两腮和牙龈周围。这种做法可以把孩子肠胃里的毒往下带，使得小孩儿不容易长疮，叫去痛毒。古人的这种做法还具有一种教育思想，即一开始要让孩子知道人间有苦，提前增加对苦难的免疫力。

在甘草和黄连之间，我个人推荐可以使用甘草，因为甘草的药性平和，只是吮吸一下，没有任何副作用；而黄连略有点苦寒之性。

● 洗三

一般在刚出生三天时，应用"五枝汤"擦洗婴儿，这样可以防婴儿斑疹、湿疹等。五枝汤是用桃枝、槐枝、柳枝、棘枝、梅枝煮水。

● 人参

生产是一个散的过程，人参主收敛，补气血。所以对产妇来说，服用人参很有好处，可以在做鸡汤时放锅里一并煮，能够大助气力，生产时好用力。

另外，如果产妇在生产中大量出血的话，人参有补气补血的功效，产后可以进补用，所以人参需要常备。现在药用的人参基本上是红参，而不是老山参，它经过严格的炮制，已属于温补的范畴。西洋参就更平淡一些，走气的层面更多。

临产六字箴言——睡、忍痛、慢临盆

古人提出的临产六字箴言看似很简单，但对现在所有的产妇都有很好的指导作用，大家一定要谨记。

● 睡

快生产前一定要好好睡觉。我在之前的几本书中，不厌其烦地在说一个养生秘方，特别简单，就是要想养生，四句话：好好吃饭，好好睡觉，不生气，多运动。对产妇来说，睡好尤其重要，睡得好，人才能养足力气，睡不着也要闭目养神，生产是项体力活，没劲儿可不行。而且，母亲能睡能养神，胎儿也能跟着睡，母亲心情安稳，腹中才宽舒，胎儿也易于转动。

● 忍痛

一定要忍着痛，古人说，痛到极致，自然易生。生产痛是女人的一关。女人为什么会有这么大的痛苦？因为女人拥有智慧，而女人拥有智慧，不代表没有痛苦。生育算痛苦之一。这是女人的与生俱来的使命，必经的一个过程。但此时肉体的痛与生育后见到宝宝的快乐相比，就微不足道了。

● 慢临盆

慢临盆的意思就是不要着急用力。胎儿在腹中会自动转身用力，这时母亲用力不仅帮不上忙，用力太早反而会帮倒忙。古人居然还给各种难产的孩子起了好玩的名称：比如胎儿如果还没转好的时候，母亲一用力，孩子的脚先出来一只，这叫"脚踏莲花生"；如转身未定时，胎儿横卧腹中，一手先出，叫"讨盐生"。所以母亲一定要等孩子逼到产门，母亲腰腹重坠异常、目中金花爆溅时，方可用力。

现在的中国，在生育方面出现了一些奇怪的现象，大部分妇女都害怕自然生产，于是选择剖宫产。而且生育越来越不"人道"了。我有一个女性朋友，家里很有钱，她已经生了四个闺女，总担心老公将来不要她，打算到美国花四万美金给老公生个儿子。美国的医生保证，可通过试管婴儿技术让她一次怀孕生两个男孩儿。她跑来问我："曲老师，对方说四万美金绝对能生两个男孩儿，您说可信吗？"我只能回答她说不知道。

现在科技的发展越来越远离自然了。我认为，试管婴儿很可怕，这技术每次要提取好多个卵子。要知道，女人一生的排卵数量基本是个定数，一般情况下，一年就12个卵子，七七四十九岁的时候就不排卵了。而这种技术恨不得把一年的卵子全部提取出来。取出来后，从里面挑质量好的，与精子一起形成受精卵。这些受精卵有的能存活，有的不能，不能存活的就被抛掉了。这实际上是人为地折寿，抽得太猛了，造成人为的衰老。

女人一般比男人长寿。这与很多方面有关。比如女性有月经，这是一个很好的疏泄渠道；而男人没有。还有女性爱唠叨，唠叨其实也是种发泄方式，都说出来了，心里不藏事，活得更健康；这点男人就不行，喜欢憋在自己心里，直接影响寿命。此外，跟女人生孩子也有关系，上文说过，女人一生的卵子数是个定数，一般情况下一个月就一个，一年就 12 个，一旦怀孕的话，十个月就不排卵了，等于生生地把更年期往后推了，这就从生理基础上延长了寿命。

脐带该怎么剪？——一门睿智的大学问

孩子一出生头一个面临的问题就是剪断脐带。

很多人认为，不就剪个脐带吗？随便剪呗，有什么可讲究的？现在所有的医院，也几乎都是抱着这个思想，因为西医对此毫无研究。

中国古人对剪脐带这件事非常重视，他们认为，剪脐带"短则伤藏，长则损肌"，真正合理的剪法是——"断脐六寸"，意思就是脐带一定要留六寸长。

首先说说这个"寸"的问题。中医里这个"寸"取的是"同身寸"。"同身寸"的意思是每个人都有自己的寸，所以每个人的寸的长短，都不相同。

"寸"一般有两种取法：一种取法为大拇指横纹的这一段距离，可是小婴儿的大拇指通常握在手心里，让你看不见。所以另一种取法为人的中指弯曲过来后，第二指节的长度。因此，断脐六寸的"寸"，指的是小孩子自己的同身寸。

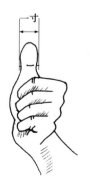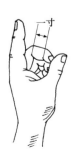

同身寸的两种取法

脐带留六寸的原理是什么呢？中医认为：人一呼一吸，脉走六寸。所以，剪刀一下去，既不能短也不能长。剪短了，气不足；剪长了，又会损耗孩子的气。所以，这个剪法非常有学问。

　　剪脐带这件事很重要，可以说，人后天的命在爬出来的过程中就已经决定了一多半，一剪子下去又决定了一大半，剩下的才是靠后天养了。

　　我想，做到这件事也并不难，一是产妇进产房前可以跟大夫提这个要求，二是我们全社会应该更加重视中医，多从我们千百年流传下来的先哲智慧中，感悟生命，汲取营养，洞晓生命之道，领悟天地的自然法则。

三

母亲，为了孩子请你刀下留情
——剖宫产的危害有多大？

"你剖了吗？" ——一项不那么光彩的世界第一

前不久，世界卫生组织公布了一个调查数据，中国的剖宫产率达到了惊人的46%，这在全世界，首屈一指。我估计就这项医疗手术的水平而言，我们这个发展中国家，恐怕远远超过欧美日等发达的资本主义国家了。

现在很多年轻人在看望孕期的女性朋友打招呼时，上来问的一句话，通常都是："你打算几时剖？"这多可怕啊！在她们的脑子里，已经把剖宫产当成了唯一的生产方式了，而且不知道这事是有巨大危害的。我觉得这么下去，真是会出很大的问题。

造成如此之多剖宫产的原因有很多，比如，现在人们生活条件好了，年轻人从小没受过什么苦，娇生惯养的，她们害怕自然生产所带来的巨大疼痛，宁愿选择打上麻药，挨那不痛不痒的一刀；还有的父母，相信生辰八字，算好了"良辰吉日"，一刀拿下；也有的父母望子成龙，为了将来让孩子早上学，本来预产期在9月1日前后，就会忙不迭地赶在9月1日前选择剖宫产；还有的年轻妈妈们有很多不好的生活习惯或劣习，导致提前破水，不得不剖。林林总总，各种原因不胜枚举。

当然，从医学安全性上讲，有些特殊情况下是剖宫产更安全一些。比如，患有心脏病、心衰或者严重的高血压、糖尿病的孕妇，以及胎位不正或者胎儿过大的孕妇。那么，这些孕妇就应该遵从医嘱，看是否选择剖宫产对自己和孩子更安全、更健康。

自然生产 PK 剖宫产

在母子都正常的情况下，是选择自然生产，还是选择剖宫产呢？事实胜于雄辩，我们来一一分析一下：

● 自然生产和剖宫产，哪个对产妇更好？

自然生产的过程，产妇的身体没有受到外力的破坏，虽然过程痛苦一些，但我们应该多想想，这就是自然赋予伟大母亲的一种责任，一旦完成分娩，产妇的身体会恢复得很快。一般来说，大多三天左右即可出院。而剖宫产的出院周期需要七八天，出了院，过段时间还要去医院复查刀口。

虽然剖宫产在手术过程中没有什么疼痛感，但毕竟是在肚子上拉了那么一刀，即使目前的手术技术都已很高超，缝线技术也很好了，但手术后的疼痛是躲不掉的。很多医院鼓吹自己有镇痛泵，产妇只要花钱安一个术后就不疼了，我问过多少个曾经安过的产妇，没一个说不疼的，照样疼。产妇手术后手臂上插着管子打着点滴，下边插着尿管挂着尿袋，能好受吗？为了避免粘连，24 小时内又必须强制下地活动，一手捂着伤口，一手扶着墙或扶着老公溜达，那滋味能好受吗？

其实剖宫产对女性身体的影响在产后，首先出血量是阴道分娩的一倍以上，其次是感染和麻醉的后遗症问题，还有腹腔、肠道粘连造成的常年腹痛，或子宫内膜炎症等。

　　所以，对于那些怕疼的女性朋友来说，自己好好想一想，左右都是疼，何必非要挨那一刀呢？而且还是多花钱买罪受。剖宫产的费用远高于自然生产的费用，现在都市里的人活得都挺艰辛的，朝九晚六地打工挣钱，尤其是 80 后，都蜗居了，该省的钱是不是可以省省呢？

　　从中医的角度来讲，剖宫产会损伤经脉。现在为了美观，剖宫产的手术一般都是在小腹大约穿比基尼泳衣的位置横着开一刀。懂得经脉的人就知道，人体奇经八脉、十二正经，除了带脉，都是纵向的。那么，这一刀下去，任脉、冲脉、胃经、肝经……多少条经脉都会受伤。老话管这叫漏了气了。别的不说，伤气血是一定的，所以剖宫产的母亲恢复起来都很缓慢，个别有些自身元气不足，气血虚弱的，从此身体一蹶不振。

● 自然生产和剖宫产，哪个对孩子更好？

（1）自然生产可以使孩子更有魄力

　　自然生产对孩子呼吸系统的未来发育特别好。当胎儿还在妈妈肚子里的时候，它生活在羊水中，整个的呼吸系统里存在着一定量的羊水和黏液，而在自然生产的过程中，经过子宫收缩和产道挤压，孩子呼吸道中的羊水和黏液就可以被充分挤出来。而剖宫产的孩子就没有这么"幸运"了。

　　中医讲究气血，而肺主一身之气，肺气足的人，魄力大，精神状态好，身体更健康。当孩子一出生时，就从母腹中的腹式呼吸转换成肺部呼吸，肺功能开始启动。自然生产很好地挤压掉了肺内的污浊之物，宣开了肺气，这对孩子后天的生长发育是极其有好处的。可以这么说，自然生产就为孩子在起跑线上赢得了一大步的优势。

　　而且，经过产道"按摩"的孩子，长大后不容易患上精神方面的问题，因为在自然分娩中，孩子的身体会被有节奏地挤压，这种刺激信息通过外周神经可以传到孩子的中枢神经，这是对孩子大脑智力开发的第一课啊，而且这还培养了孩子吃苦耐劳的性格和抗压性，不至于长大了精神脆弱……

我们做家长的，不要总想着让孩子学这班那班的，以为这样孩子才更聪明，更有竞争力。其实你早在起跑线上就输了人一筹，后半程要花多大力气才能追上人家啊！

（2）自然生产可以强健孩子的肺

生产过程中，子宫的收缩是有节律的，受到这种有节律的压缩和扩张的刺激，小孩子的肺会更加强大和容易扩张。

中医认为，肺为娇脏。为什么会这么说呢？因为在母腹中，胎儿的五脏六腑都已发育生成，大多数脏腑都开始工作了，只有肺虽然生成了但并没有运行，肺是小孩子出生后才开始工作的，是人体最后开始工作的器官。

人的出生是一件挺有风险的事情，脐带剪断之时，婴儿靠脐带跟母体连接进行腹式呼吸，转变为及时打开自己的肺，进行自主呼吸。因此小孩子出生时的第一件事一定是哭。《黄帝内经》认为，五脏对应五声，哭就是肺的声音。如果说谁家的小孩子是笑着出来的，那不是在开玩笑的话就是这个小孩子的身体有问题了，因为笑为心音，是心神散乱的象，很危险。

小孩子出生十秒钟之内，除了哭还要做一件事情，就是放屁。因为哭已经把肺宣开了，而中医认为，肺与大肠相表里，所以哭后一定是放屁。如果这两件事情都没有做，那小孩子就是被憋住了，会有危险，要及时医治。

对于小孩儿的第一声啼哭，古人还有更深层的理解。他们认为，小孩子在母体中是特别快乐的，因为只有先天特别圆满，才能仅仅用了十个月的时间完成人类几亿年的进化。而一来到这个世界上，就等于进入了一个苦难的世界，人不能指望别人给你快乐，要靠自己好好地修道，好好地学习，转苦为乐，才能得到人生的大快乐与大智慧。

（3）剖宫产的小孩儿容易患呼吸系统疾病

如前所述，剖宫产的小孩儿没有经过产道的挤压与刺激，免疫系统和肺部发育都会受到一定的影响，后天就更容易患呼吸系统的疾病，如小儿肺炎、哮喘等病症。英国有个统计，剖宫产小孩儿患哮喘的概率比正常顺产的孩子高80%。

对于剖宫产的小孩儿，我建议家长应该适当地狠点心，因为既然孩子最初的状态就没有调适好，那只能通过后天的锻炼来加强弥补了。可以从小就让孩子多去跑步，学习游泳。尤其是游泳，这是一项最能锻炼呼吸系统的运功，坚持一年半载，不但身体强壮了，呼吸系统也得到了充分的锻炼。我们很多家长看孩子一下水就哭，舍不得，放弃学了，但你们一定要想明白，为了孩子的健康，不能心软。而且即使是家长会游泳，也不要自己教，人心都是肉长的，你狠不下心，教不好，不如报个游泳班，让教练去教，人家是专业，什么阵势都见过，知道如何调教。

（4）剖宫产的小孩儿更容易患统合失调症

自然生产的小孩儿，由于头部受到挤压，出来后小脑袋是尖的，脸也会有点变形，像个小猴子一样；剖宫产的小孩子没有受到挤压，生出来都很漂亮，个个圆圆乎乎的。可这两种生产方式哪个对大脑更好呢？

从没有受到挤压这点来看，应该是剖宫产的小孩儿脑子更灵一些。但事实是，这些孩子往往是脑子比手快，即想得挺快，但动手动脚的能力弱，会滞后，导致常做出半途而废的事情。

胎儿在母体中一举一动和其未来的命运息息相关，胎儿在母体产道的正常生产过程，是第一次大脑和身体相互协调的抚触机会；而剖宫产剥夺了孩子最先天的一次系统综合锻炼的权利。

所谓统合失调症，就是想的和做的不是一回事，他们的思维往往无法约束自己的行为。而剖宫产正是导致孩子统合能力失调的一个重要原因。

这种病症往往导致孩子学习成绩不好，家长容易误以为是孩子的智力发育有障碍。其实这不是傻，这些孩子在一般的智商测试中都可在平均水平之上，只是由于一般的身体检查很难发现是统合失调症的问题。因此，在现实生活中，很难及时对这些孩子进行恢复性治疗，导致这些孩子的身心往往会造成进一步的损害，进而影响孩子的自尊心。

日常生活中，我们要随时注意观察孩子的表现，并给予正确地对待。其实很多东西，不是非得送到哪个班去学才能学好，父母是孩子最好的老师，没有比家长更合适的教员了。

为了防患于未然，在婴儿时期的养护中，家长可以有意识地锻炼孩子抗挤压的能力。比如，拿一条偏粗糙点的大毛巾，每天坚持给孩子作轻柔的挤压，再去学一些中医推拿，每天给孩子捏捏脊，捋捋经脉。孩子长大一些以后，在路上走的时候，没事就忽然撞他一下，当然也不要用力过猛，力度要适当，这可锻炼他的反应能力，孩子会在逐渐的锻炼中，慢慢地警觉起来，对外界的适应敏感度就会逐渐提高。

（5）自然生产的小孩儿意志力更坚定

其实，人的一生跟出生时从产道出来的情形差不多，都是要自己寻找道路，然后千辛万苦地出人头地。所以说自然生产的小孩儿一开始就得到了磨练。

自然生产的小孩儿从潜意识里抱着一定要出去的决心，自己找道路，历尽艰苦，才来到这个世界，所以意志力会更坚定，吃苦精神与生俱来。而剖宫产的小孩儿则没有受到外力的挤压，他们丧失了一次先天的人生洗礼，这对其在意志力方面，就造成了一种先天的缺失，会导致其在以后的生活中，遇到挫折或苦难，就轻言放弃。

关于意志力，我有一个看法，在现代社会中，人的成功很大程度上不是取决于聪明与否，而是在于意志力是否坚定。我所说的意志力主要指的是思维的广度，以及人生的定力。简而言之，就是执着程度。

中国文化喜欢讲中庸、辨证。对于执着也是如此。在这个世界上，过分执着的人一根筋，爱钻死胡同，也容易得病；但也不可不执着，不执着意味着不上进，没有意志力，缺乏吃苦耐劳的精神，做事往往半途而废。

对于剖宫产的小孩儿，我们要认真地观察、分析，明白他的问题出在哪里，然后有针对性地去锻炼和克服。比如，小孩子经常干事只完成一半就放弃了，那就必须从小给他立规矩，让他把事做完，才可以去玩去睡觉或去吃东西。可以采取奖励的方法激励他，或者把孩子定期送到夏令营一类的集训营地，专门锻炼他吃苦耐劳的能力。现在这种夏令营越来越多了，家长可以作些选择，看哪个夏令营的项目更适合自己的孩子。

（6）自然生产的小孩儿独立性更强

剖宫产的小孩儿对肌肤之亲的需求会更大，这也与婴儿没有经过产道挤压有关。自然生产的小孩儿相对比较独立，后天做事往往更能独当一面。

有一个现象，不同时代的人对肌肤之亲的渴望不一样。比如我是 20 世纪 60 年代出生的人，那个时候出生的人，很少有剖宫产的，孩子长大后对比较亲密的接触有一定的抵触性。而我们看到，八九十年代的孩子就开始有些不同了，他们中很大一部分人都是剖宫产生的，天生就对肌肤之亲有一种饥渴，没事儿就喜欢搂搂抱抱，亲来亲去的，他们从精神上就对这类肌肤之亲有渴望。我们不要就知道责怪孩子的早恋问题，要分析分析原因，这些外表现象的背后到底是什么缘由造成的，这才是我们该多注意的。

另外，全世界都有一个非常有趣的现象，就是无论在哪里，都是长子会多得祖辈的财产，即所谓的长子优先权。为什么？因为长子是后来所有孩子的开路先锋，他吃的苦最多，后面的弟弟妹妹出生的时候，道路已经畅通了。说句玩笑话，有的生第二三个孩子的母亲，上个厕所就把孩子生出来了。大家不要小瞧了这个出产道顺序问题，人出生的一瞬间，人生的很多事就被决定了。

我们总结一下本节，自然生产的小孩子在生产过程中无形地具备了很多素质，有方向感，更坚定，更能吃苦，更会活动身体，运动协调能力好，呼吸系统和神经中枢都能很好地被刺激到，所以肺气更足，身体更强壮。所以，我认为，如果母子都正常，仅仅因为母亲娇气，胆小怕疼，那真的没必要剖宫产，一定要选择自然生产，这样对母亲的身体恢复和孩子将来的发育都有巨大的裨益。

第五章

坐月子——产妇身心灵的全面调护

◆中国女人一定要好好坐月子，这是由我们的体质决定的。一旦患上月子病就很难医治。

◆小产之后更需要好好休养一段时间，就是也要"坐月子"，从身到心地进行调节调整。

◆月子期间最好不要吹空调。空调不仅会让寒邪侵入人体，还会对婴儿新运转起来的肺造成严重损害。

◆小米粥和鸡汤可以帮助产妇保持气机通畅。这两样食物的营养价值都很高，且容易消化吸收，是产妇补充体力、补血的佳品。

◆母乳喂养既对婴儿有益，又能很好地刺激产妇的身体再生能力，会使产妇的伤口以及身体恢复得更快一些。

◆委屈悲伤是神不足的表现，五脏六腑的神气不足，造成产后忧郁症。

一

中国的产妇为什么一定要坐月子？

一方水土养一方人

中国人自古就很重视坐月子。千百年来，中国已经形成了独特的月子文化。文化讲究的是传承，但是现在的很多年轻人拒绝坐月子，她们从小接受西式的教育，耳濡目染的是西方的科技，她们认为，西方人都不坐月子，生完孩子出了院就去上班，我们中国人也没有必要坐月子，坐月子是中国传统文化的糟粕。事实真是这样吗？

中国的女人为什么一定要好好坐月子？道理很简单，因为我们的体质跟西方人不一样。一方水土养一方人，人种不同，差异很大。我在《从头到脚说健康》一书中关于驴皮阿胶的介绍中说过一句话，"一方水土养一方驴"。好阿胶的原材料是山东产的黑驴，其他地方的驴皮阿胶药效都不好，没什么其他原因，就是水土问题。驴都如此，何况人？！

西方文明来自于游牧民族，是一种杀伐文明。直到今天，西方人吃饭仍然主要使用的是刀和叉。他们的医学也是这样，最常用的治疗手段就是做手术，动不动就是上手术刀。

为什么会这样？这与饮食结构有关。西方人以鱼肉类的食物为主，中医讲"鱼生火，肉生痰"，从体质上说，他们的火热湿性很重，而为了把这些浊气散出去，所以他们的肌肤腠理就和我们东方人有很大区别。比如，西方人的体毛很重，甚至是胸部都长毛，他们的毛孔很大，骨节也很粗，以便通过毛孔的开泄功能把湿气代谢出体外。这都是从生理上为了增加宣发的力度演化数十万乃至数百万年的结果。

再看我们中国人，很早就告别了洪荒时代，自古就以纤维性的食物为主，多食五谷杂粮和蔬菜。由于饮食清淡，中国人的体质是收敛的力度大于宣发的力度，所以我们体毛很轻，皮肤紧密细腻，毛孔很小，骨节也特别细密。

打个俏皮的比方，中国人（China）的体质就像瓷器（china），如同烧制的精美瓷器。烧制瓷器最讲究的是温度。当温度达到 300 摄氏度时，我们日常吃饭用的碗就可以烧成了；当温度升到 1100～1200 摄氏度时，淳朴古雅的紫砂壶就可以出炉了；而真正上等的精品瓷器，需要三四千摄氏度的高温才能烧出。而烧制瓷器的炉火，需要慢慢地拱上去，比如刚开始的时候是 100 摄氏度，加热一点后持续一段时间，再加热，再持续一段时间，再加热……如此循环往复，直到温度达到适宜的高温。假如一开始就直接加热到三四千摄氏度，瓷器就碎裂了。上等瓷器为什么那么贵？跟非常费工夫有关。烧瓷器这活儿是艺术家才能干的，既需要艺术感觉，还需要耐心等待。

瓷器是在烧制的过程中"养"起来的，一旦烧制完成，光洁剔透，即使埋于土下千年，仍能保持靓丽如新。我们中国人的身体就好比是烧得最好的精品瓷器，所以中国人特别注意养，也特别需要养。

月子里的病月子里治

中医认为，一般情况下，人的骨节是闭合的，而产后，随着骨盆的打开，产妇全身上下的筋骨腠理都处于一种开放松弛的状态。

这时，风寒就容易趁虚而入，通过张开的骨节进入人体内。月子结束时，产妇的骨盆和全身的筋骨腠理都会逐渐恢复到正常的闭合状态。那么，坐月子期间进入体内的寒邪也就会自然而然地被闭锁在体内，从此留下严重的后患。

身体羸弱的产妇，有可能在月子结束后不久就会感到腰酸背痛；而大多数女性在年纪大时，会感觉全身疼，尤其是骨节疼；甚至有的人会疼痛一生。中医上称这种疾病为"产后风"，即月子病。

一旦患上月子病，很难医治。因为月子一旦结束，女性的身体再也达不到当初生产时那种全身骨节松开的状态了。不论采用任何药物，还是针灸按摩，都很难驱散风寒，因为寒邪已经入骨了。

中医有句话，"月子里的病，月子里治"。意思是上次坐月子时得的病，只能待到下次坐月子时才能进行医治。因为只有到下次坐月子时，人全身的骨节才能再次打开，达到自然松开的状态。趁此机会，施以药石，将寒邪赶出，治好疾患。

西方人的骨节粗疏，他们会有更充足的机会驱除寒气，所以他们不是太怕寒邪，这种体质，就造就了他们没有形成坐月子的传统。但这不等于西方人不坐月子就一点事都没有。

有一次我做电视节目，一个老外抱怨自己的中国太太太麻烦，还要坐月子，说西方人从来不坐，照样挺好。我问这个老外，是否西方的女人老了后得关节性疾病的人很多？他承认是很多。所以，不是坐月子不重要，也不是西方人不坐月子就没事，而是西医注重的是哪儿疼医哪儿，很少分析病根的成因，他们从来就没有把女人上岁数后得的关节性疾病跟数十年前生产后的不坐月子相联系。

人工流产后也要"坐月子"

我的好朋友梁冬先生曾任百度公司副总裁（"百度一下"这个

深入人心的广告语就是由他一手炮制），一次聊天时他说，在百度后台，每到暑假，"人工流产"就会成为搜索热词，而且提问的大多是中学生。

我们且不说校园里的性教育有多么不完善，也不论因此折射出来的一系列社会问题是多么令人揪心，单替这些年纪轻轻就去做人工流产的少女想想，我就感到难过。发生了这样的事后，她们表面上还要装作若无其事，既不敢告诉父母，也不敢耽误学业，又没有钱好好滋补身体，还无人体贴关爱，多么令人唏嘘叹息。我一向坚持认为，女孩子要自重自爱，了解一些传统文化和医学的基本知识，提高自己的眼光与境界，否则心灵和肉体都有可能因为一时糊涂，蒙受巨大创伤，更严重者会终生不育。

我们前文已经讲过，小产甚于大产，小产更伤身体。因为大产是瓜熟蒂落，是身体心灵圆融的表现，功德圆满；而小产是生扭，近似于摧残，伤枝蔓，乃至根部，身心俱损。所以小产之后更需要好好休养一段时间，就是也要"坐月子"，从身到心地进行调节调整。

产后过早地开始运动也对产妇身体的恢复无益。盆骨可以说是人体的中轴，从传统医学的角度来看，从尾闾到命门这一段区域是人的封藏之本，即是藏元气、主一身生发气机的地方。刚生完孩子的女性，骨盆刚刚完成了一个生命的孕育和诞生，就像一块收获了谷物的土地，这时需要的是敛藏和休养。而对于那些小产的女人，就更是块受伤的土地，更需要好好舔舐伤口，休养生息，以待将来还能播种孕育。

二
健康坐月子——产妇身体养护法

不得月子病的真法

关于坐月子，有很多老话，比如，产妇坐月子不能碰凉水，不能见风，不能洗澡，不能吃生冷的食品等，这些并非都是中国传统文化的糟粕，是有一定医学道理的。

现在，有些年轻的妈妈耐不住性子，坐月子没两天就既不戴帽子，也不系围巾，跑出去逛街购物会朋友了。她们的情绪可以理解，好不容易熬过了十月怀胎的辛苦，就想放松一下，但这样的做法十分不妥。关于寒邪入骨得月子病的医理我们在上文已经讲过，真的要当心。古时没有计划生育，生二胎或三胎的时候还有机会治上次坐月子落下的病，可现在我们国家实行计划生育，以前只能生一胎，现在最多可以生二胎，女人一生只会坐一次或两次月子，一旦落下月子病，连治的机会都不多了。所以，更加要坐好月子，谨防月子病。

● 洗澡也需要智慧

月子期间，有的人信奉西医的所谓杀菌理论，认为必须保持身体的高度洁净，于是天天洗澡，结果落下了月子病。还有的人走另一个极端，借中医之口，说女人产后一个月都不能洗澡，一洗就得病。

我的建议是：人不要走极端，产妇坐月子期间是不能天天洗澡的，但也不至于一个月一次都不洗，那天天臭着，也不卫生，脏得都没法喂养孩子了。我们可以少洗，洗澡要做一些准备。

首先，洗澡一定要注意水温，切忌不要太凉，用温热的水洗澡洗脚。尤其是夏天，千万不要贪凉，不要用凉水洗。其次，洗后要及时用毛巾擦干身体和头发，要在浴室里就穿好衣服鞋袜再出去，避免出浴室时招风受寒，惹来不必要的病痛。

中国人的体质就没必要天天洗澡，我们的毛孔小，排汗少，体味清新。我们中国人主张的是天天洗脚，因为脚上循行着六根经脉，有六十多个穴位，人的直立又会对脚造成很大的负担和伤害，所以中国人一向重视脚部的养生，主张一年四季天天都要洗脚。

坐月子期间孕妇最好也不沾很凉的水，可以在家开着热水器，用略温的水洗手。洗碗也不要用手直接碰冷水，可戴个塑胶手套。冬天生产的话，穿拖鞋不能光脚，要穿双保暖的袜子。这些都是避免寒邪入体的基本要点。

● "捂月子"别捂出病来

有的人坐月子时，为了不着风，把屋子封得很严实，不但窗户关得很紧，而且连窗缝也都密密实实地糊好，门上还加个布帘子，俗称"捂月子"。

为什么要"捂月子"呢？因为妇人生产时伤了血，筋脉空疏，容易招风寒，稍不注意，就可能终身为患。

这么做就有些过了，如果月子期间一直如此，势必造成屋内的空气不流通，空气会变得污浊不堪，对产妇和婴儿的健康都不利。

我的建议是：在风和日丽的日子里，可以适当开窗透气，产妇和孩子先换到没开窗户的屋子里待一会儿，等窗户关后再回到这个房间，这样产妇和婴儿能够呼吸到新鲜空气，对身心健康有帮助。

● 空调是产妇和孩子的杀手

现代人有个非常不好的习性，过度依赖空调。过度使用空调，会导致各种病症，这一点我在《从头到脚说健康》一书里多次讲过。

月子期间，最好不要吹空调。夏天把空调的制冷开得很大，一方面寒邪会侵入人体，形成顽固性头痛和骨节疼；另一方面还会对婴儿新运转起来的肺造成严重损害。因为肺主皮毛，婴儿的代谢快，出汗多，寒热交集，极易形成湿疹。

湿疹是现在婴儿最常见的病症，很多父母一看孩子得了湿疹就乱投医，很多医院的治疗方法也不恰当，一味地使用含有激素的药膏涂抹，当时或许可以见效，但因为并没有查出病因，病根没去，湿疹会反复复发，导致久治不愈，孩子遭罪，大人烦心。

从看病上说，我个人还是更喜欢中医，因为好的中医看病，一定不是就病治病，而是要通过望闻问切了解分析得病的原因，然后再开药治疗，并会告诉患者得病的原因所在，以期避免再次发作或再次患上同样的病症。而西医院目前看病的速度过快，三下五除二地就把病人打发了，写的药名病人看不懂，病因不告诉，病人也不敢问，问了也得不到耐心的解答，那即使一时治好了病又能怎样？祛病不去根，祸根早晚还会找上患者。

除了空调，冷饮也是产妇的大忌。产妇切忌不要吃冷饮，太伤害胃肠。中医讲，胃是将食物变现成血的主要脏器，而母乳又是血的变现，所以伤胃伤母亲的乳汁，那靠什么给孩子哺乳？除了冷饮，一切从冰箱里直接拿出来的东西都不要直接入口，放一放，等到常温了再吃。这点产妇也要切记。

● 爱护产妇就不要送鲜花

日常生活中，走亲访友、探视病人时，很多人爱赠送鲜花以表达情意，而且在选择鲜花时，还煞费苦心，因为不同的花朵代表不同的花语，所以要送得准确，以花传情。

我有一个郑重的建议：如果大家去看望产妇的话，就不要送鲜花了。从产妇的角度来说，如果不小心收到了鲜花之类的礼物，就马上转送给别人好了。原因也是因为产妇刚生产不久，全身的骨节还处于一种张开的状态，而鲜花的香气通窜力很强，这样香气就容易带着寒邪之气一并进入到产妇体内，造成月子病。

可以送产妇的东西很多，小孩子的玩具、衣服、图书，给产妇的健身用品，这些都挺好的。

● 寒性的水果蔬菜不要吃

产妇不能吃辛辣温燥的食物，这与哺乳有关联。婴儿为纯阳之体，又是稚阳，哺乳期内，如果产妇吃了辛辣温燥的食物，产下的乳汁会对孩子有害。

产妇吃水果蔬菜也要特别注意，不要吃寒性的水果（西瓜等）、蔬菜。寒性的水果会伤肺和胃。产妇可以多吃温热性的水果，比如桃子、龙眼、荔枝等，这类水果可以祛寒补虚。产妇还可以吃平性的水果，比如苹果、柠檬等，这类水果既容易消化，也能开胃健脾。

● 月子里的其他注意事项

首先，少说话，多睡眠。人的精气神大多是从眼、口、耳出去的，所以不可多语。产妇少言语，就能养精神。此时多管闲事，大伤心神。至于睡眠，刚生完不可以马上入睡，容易瘀血停滞。睡前要先请人按摩，从胸到脐顺摩，使污血能出来。

其次，别劳心，不食咸。产妇不能为生男生女更多劳心、焦虑，一味心生喜悦就好。不食咸的道理在于，咸能止血、少乳，如果恶露未尽，还可引发腹痛。

再次，不读书，不哭泣。生产本来就伤了肝血，再在月子里读

书，就更加损肝血。哭泣就更损肝阴了，人，心一伤，五脏六腑皆
摇动，所以要慎之。

总之，产后人容易得病，但也是人祛除痼疾的大好时机，所以
小心调养，可以终身受益。

产妇产后血虚如何补？

坐月子的产妇首先面临的一个问题是：生产期间因为失血，会
导致血虚。而我们上文讲过，乳汁是血的变现，所以补血是产妇坐
月子期间首当其冲要面临的问题。过去的医疗水平低，妇女生产时
经常大出血，更容易造成血虚。现代医学技术发达，产妇大出血的
概率比较低，但怀胎和生产的过程还是会损耗产妇太多的气血，所
以血虚是产妇比较普遍存在的问题。

那产妇如何补血的呢？我们可以借鉴一下古时常用的补血方法：

● 小米粥、鸡汤是首选

传统医学在坐月子时特别重视食补，一般坐月子第一天，父母
会给产妇送小米粥和鸡汤进补。

中国古代，人吃东西爱吃种子，而很少吃衍生物，这是过去养
生的一个核心。种子的特性是放入土中，就能发芽生长；而衍生物
就没这特性，比如牛奶，泼在地上什么都生不出来。

给产妇吃小米粥，就是很好地利用了小米的生发之性，另外小
米性温，养胃的功能很强。

鸡为发物，也有生发的特性，可以把产妇体内的瘀滞发掉，对
产妇很有好处。但不可吃鸡肉，喝鸡汤也要吹去浮油。产妇一切饮
食须清淡，因为清淡之味本乎天，清淡可以长精神，味浊则不能。

从五味上讲，小米和鸡肉都归味于咸，咸味的东西可以软坚散

结，即能够把坚硬的东西软化掉，所以小米粥和鸡汤可以帮助产妇保持气机通畅。这两样食物的营养价值都很高，且容易消化吸收，是产妇补充体力、补血的佳品。

● 人参大补气血

产妇如果大出血，可以吃些人参汤，人参主收敛，可大补气血。

● 川芎和归尾可活血

川芎和当归尾可活血，可以在做汤的时候放入川芎和当归尾各10克，汤的量也不要大，小剂量地喝一些即可。

● 红糖煲蛋去瘀补血

补血也要去瘀血。产妇可以喝点红糖水，我们在临产那章讲过，红糖祛瘀一绝。煮红糖水时放一点姜，搁一个鸡蛋，做成红糖煲蛋，既能去瘀血，还能补血，两全其美。鸡蛋可以祛瘀生新，产妇宜多吃，但不可以吃溏心的鸡蛋，易凝滞损人。

● 当归生姜羊肉汤可治腹痛

有的产妇会在坐月子期间出现产后腹痛和产后瘀血等病，中医有个食疗方可做调治——当归生姜羊肉汤。

当归生姜羊肉汤的做法非常简单：取当归3两，生姜5两，羊肉1斤（1斤=500克），一并下锅炖煮，煮熟后喝汤吃肉，补气补血的效果非常好。

产假应该休多久？

产假是现代社会才出现的一个新生事物。考虑到女性产后身体需要调养，我国法律规定，一般情况下，产妇可以休三个月的产假。

古时并没有休产假的问题，因为那时女人的主要职责就是相夫教子，产妇生完孩子就是在家带好孩子，她们本身就不用外出工作。

《论语·阳货》中有一句话："子生三年，然后免于父母之怀。"孔子是在说：婴儿在襁褓之中，父母要花三年时间精心照料、细心呵护，给予无微不至的关怀。这也是古代父母去世后，为了报答父母的养育之恩，子女要守孝三年的原因所在。

现代女性人在职场，身不由己，法律所能给予的只有三个月的产假，这对孩子来说，的确有些残酷。此阶段的孩子最需要的就是母亲的时刻陪伴和无微不至的关爱。

哺乳也是现代社会的妈妈们要面对的一件麻烦的事，虽然法律规定哺乳期间上班时有一个小时的喂奶时间，可以提前一小时下班，但能真正实行的单位并不多。无论从生理上，还是心理上，这对妈妈和孩子，会产生一系列的影响。缺乏有效监督，缺乏人性的关爱，员工在公司面前处于弱势，这是目前一个不争的事实。

当然，能够做全职太太的女性就不存在这种忧虑了，不过现在的社会竞争异常激烈，很少有女性有条件做到这点。在条件有限的情况下，大家只有在日常生活中多留心了，尽量养护好自己的身体，以便照料好孩子。

作为一个文化工作者，我也无力改变社会目前存在的这些问题，只能稽首呼吁：无论怎样，中国的传统文化是先哲上下五千年的经验沉积，它是教人如何更好地生，如何更好地活。我反对把中国文化中的很多说法不分青红皂白地一下子全给灭掉，是否是糟粕我们要分析它、思考它，辩证地看。生生不息，万物与生命，顺应它、尊重它、静思它，这，便是传统医道教给我们的虔诚。

母乳是上天赐给宝宝的甘霖

● 母乳喂养好处多

母乳喂养好处多，已经是一种社会普遍的共识。

一般来说，奶类的特性偏凉，牛奶更是如此，偏寒凉。牛奶与人乳的差异很大，我们最好还是坚持母乳喂养。

母乳与小儿的体质相合，母乳喂养既对婴儿有益，又能很好地刺激产妇的再生能力，会使产妇的伤口以及身体恢复得更快一些。

当然，母乳喂奶是个体力活，母亲会很累，尤其是在婴儿头几个月的时候，婴儿胃的功能还在发育中，一次吃不了太多，每隔两三个小时就需要哺乳一次，一次耗时长达半小时，到了夜里母亲就更辛苦了，既困又乏，还要不断地起来给孩子喂奶，真的很不容易。但这没有办法，为了孩子的身体好，妈妈们只有克服。当爸爸的此阶段也要辛苦点，多照料产妇，别把喂孩子这事都扔给产妇一个人做，起码要在心理上对给产妇以支持，孩子是你们爱的结晶，是你们终身的纽带，都有责任让孩子茁壮成长。

● 多吃主食乳汁优

母乳喂养的女性有个很深的体会，喂完奶后，会有心都空了的感觉，然后随着吃饭睡眠，乳汁开始不断增加，乳房开始不断膨胀。

这是因为乳汁是血的变现，而血又靠胃消化吸收食物而来。中医认为，人体的胃是生气生血的场所，胃经正是循行在乳房的正中线，所以胃是否正常工作，胃经是否通畅，直接关系到乳汁的质量与多少。

哺乳期的妈妈要多吃主食。《黄帝内经》说：五谷为养，五畜为益，五菜为充，五果为助。对人的元气、气血作用最大的是吃五谷，而非其他。五谷主要指：小米、小麦（面）、大米、黍和菽

（豆类）。很多坐月子期间的年轻妈妈们为了减肥，不吃主食，这就会造成乳汁质量的下降，甚至乳汁分泌不够，导致孩子吃不好，吃不饱。所以明白了道理，我们就知道如何顺应自然法则，顺应人体的规律，吃好饭，喂养好孩子。

● 四款经典催奶汤

哺乳期的女性最怕没有乳汁，对于乳汁不下的问题，早在唐代，药王孙思邈就提出了花生猪蹄汤可下奶的食疗方。

孙思邈的食疗方是：将洗好的花生和猪蹄一同下锅炖，放少许酒，炖熟后喝汤可催奶。花生和猪蹄都是补血的食物，酒能通经脉，所以此方的效果极好，自古流传，直到今天，也在民间广泛使用。不过大家注意，酒不要放多了，多了的话会随着乳汁进入小孩子的体内，容易引起孩子腹胀。

炖鲫鱼汤、老母鸡汤和豌豆汤，也是自古流传下来的催奶汤，它们的催乳的效果都很好，坐月子期间的女性可调换着喝，有的女性不爱喝鲫鱼汤，觉得腥，那就喝花生猪蹄汤或老母鸡汤。

● 大喜、生气不哺乳

哺乳并非在任何时候都可进行，那么母亲在什么情况下要暂停哺乳呢？

一般来说，在母亲大喜或生气时，应暂停哺乳。中医讲：大喜伤心、伤阳，伤阳时哺乳会导致小孩子在神志上受伤；大怒伤阴，气会往上壅，容易形成疝气和腹胀。这其中最重要的是两点：一是母亲的情绪会影响乳汁的质量；二是婴儿脾胃弱，一旦伤了脾胃，终身受罪。所以母亲在哺乳前要调整好情绪。

哺乳是一件很累心的事，所以母亲更不能忧郁，小宝宝在母亲的怀抱里得到的不仅仅是食物，更重要的是母亲稳定的心跳，温暖细腻的皮肤，和蔼慈爱的目光……这样才能让孩子感到安全和幸福。

三

告别产后抑郁症——产妇心灵养护法

产后抑郁症是现在产妇的一种多发病。

原因很多，比如，孩子的诞生让女性成功晋升为母亲，新型的家庭关系由此确立，而在抚育孩子的过程中，各种问题和矛盾接踵而来，让年轻的妈妈们心力交瘁。此外，怀孕导致的臃肿肥胖、黄褐斑等，都会打击个人的自信心。还有，由于元气虚弱、肾气虚弱和神的不足，女性容易变得内心焦虑、情绪低落。

对于医治产后抑郁症，我提几个方法：

好胃口方有好心情

在本书的第一章里我们曾经讲过，生命孕育的前提是父精母血。其实怀孕期间，母血很重要。俗话说："一个孩子三桶血。"整个孕期就是一个耗血的过程，加上生孩子又会流不少血，所以女性产后通常气血虚弱。气血虚弱就是元气虚弱的表现。

元气虚弱会直接导致人的内心产生焦虑。我们可能都有过这样的体会：如果前一天晚上的睡眠质量不好，第二天就会脾气暴躁。这就是因为没有休息好，导致元气亏损，造成的人的生理反应。

所以，对于坐月子期间的女性而言，不得抑郁症的首要方法就是要多吃主食。人的元气是与生俱来的，只有吃饭和睡觉才能适当补充一点元气，而补充元气的最好食物就是五谷杂粮，所以此时的女性绝对不要为了减肥而节食或不吃主食，那势必就会造成元气的亏损，导致产后抑郁症的产生。

我们此时可多吃一点小米粥，养好胃口，气血才会慢慢足起来，身体就能早日康复。

能共情才有精气神

有的女性总会认为，自己怀胎十月，历尽千辛万苦才生出了孩子，可谓劳苦功高，同时又觉得十分委屈，凭什么受罪受折磨的是自己，老公这个现成的爸爸当得太容易了，孩子凭什么还要跟父亲的姓？！

其实这些念头都不该有，我们必须要想到，孩子是从你肚子里爬出来的，你是孩子的亲妈，这是天底下最大的一件事。不要总觉得是给别人做了多大贡献，共同经营好这个家才是人生的真谛。

产妇的情绪要保持稳定。月子里不能总哭哭啼啼的，一是会伤眼睛，二是影响乳汁的分泌。尤其是小产后，总伤心哭泣，对身体损伤极大。

委屈悲伤是神不足的表现，五脏六腑的神气不足，造成产后忧郁症。

中医治病很有意思，并非只是施以药石针灸，"话聊"也是中医最常使用的一种治病方法。通常得产后抑郁症的女性都很"挂相"，满面愁容，唉声叹气。好医生上来就深表同情地说一句话："你这一辈子怎么活得这么冤呀？"九成的女性都会满眼惊奇地看着医生说："您都知道啊！"然后"哇"地一下子放声大哭。这病哭完就好了一半了，因为怨气大多通过这次宣泄发散出来。

得产后忧郁症的女性很多都是因为跟老公唠叨没有回应，又不敢跟婆婆念叨，孩子太小听不懂，于是气机全憋在心里。此时，谁说一句特贴心的话，她必定就觉得终于有人能理解她了。哭过后再施以一定的中药，辅助做好思想工作，多半很快可以痊愈。

我认为，无论是医生还是家人，一定要具有一种共情能力，能够设身处地地为产妇着想，如果连这点都做不到的话，就别提给人治病或宽慰了，仅仅治标不治本罢了。

培元气就可固肾精

肾精不足会造成心火不敛。

《黄帝内经》对因肾精不足造成的忧郁症的症状描述为："目如无所见，心如悬，若饥状，气不足则善恐，心惕惕如人将捕之。"意思是说：这样的人眼睛发直，没有神，心总像悬在半空那样突突突地跳，还常会有饥饿感，但又吃不下东西，伴有心慌、恐惧，总觉得后面有人追自己。

中医的治疗原则一般都是先治生理，后治心理。这与西医很不相同。西方人一般出现情志类的疾病后都先去找心理医生；而我们不同，中医认为，一定要先解决人的身体问题，身体强壮了，然后五脏的神明才能清晰不乱，情志病才能好转。所以，我们是先调身体，后调心理。

肾虚说到底就是元气不足，所以要想解决这个问题，还是要从好好吃饭做起，通过合理的饮食来培元固气。胃和肾的功能恢复正常了，心理的症状就会减轻乃至痊愈。

重智慧高于重容貌

怀孕时，女性为了孩子要使劲吃，而有的人自身吸收能力很强，结果是孩子不胖自己却长了很多肉，生产之后，女性的元气又偏虚弱，气血虚更容易导致肥胖。还有的女性产后脸上易生黄褐斑。

一身的赘肉、满脸的黄褐斑，这些都对爱美的女性来说，造成了严重的心理压力，摧残着个人的自信心。她们此时往往容易精神恐惧，自我否定，怨声载道，患上产后忧郁症。

古代时对产妇的体形没有什么特别的要求，那时女人视生孩子为天职，能不能生才是最关键的，并没把身材放在首要的位置。

其实所谓对女性体态的要求大多来自男性的视野，比如过去大宅门里都有九曲回廊，那就是让男人从不同的角度去欣赏女人的体态，而且只可远观，不可亵玩。

现在的女性自力自主多了，所以对自己的要求也就水涨船高，结果是自寻烦恼的事越来越多。我个人认为：做了母亲后，女性的心态应该更加宽厚，都有这么一个大宝贝了，人生何求？古人说生产可开智慧，女性朋友们应该通过十个月的孕期和分娩，体悟到很多人生的新追求，生活的真谛，汲取新的智慧；而不要太关注自己了，去充分地享受生活以及孩子所带来的天伦之乐吧！

就恢复体形来说，可找高明的按摩师帮助把盆骨复位，但最好别在月子里乱拉抻，可在坐完月子后再着手进行。要避免哺乳期间绑腹带，腹带会造成气血不畅，影响乳汁分泌。

至于黄褐斑的问题，有很多女性去美容院祛斑，大多数祛斑效果不明显。这是因为治标不治本，仅仅表面的涂抹药膏效用并不大。脸上长黄褐斑的地方一般循行的是小肠经，心与小肠相表里，所以真正想治好黄褐斑，重点要做的是调适心情，解决了内心的焦虑问题，黄褐斑才能真正治愈。

如何对付宝宝哭闹

孩子的诞生既给母亲带来了喜悦，同时也带来了巨大的焦虑。

年轻的妈妈面对一个全新的环境，一个总爱哇哇大哭的小生命，往往是喜悦与忧思并存，很难瞬息间就协调建立好与这个新生命的新关联。

新升级成为母亲的女性，一般无法应付孩子的哭闹。我家楼上是一对80后的小夫妻，最近新添了个女儿，特别可爱，小宝宝眉清目秀，人见人爱。可是孩子一哭，当妈的就特不耐烦，总爱大吼："别哭了!"而当爸的总爱使劲地摔门，想把孩子吓住就不哭了。我在下面听着，好心疼这个孩子，反倒就怕孩子不哭了，被气机憋住。到第二天，又听到孩子的哭闹之声，我才放心。

我们会发现，写给小孩子的童话大多有一个固定模式，就是特别爱写后妈的故事。比如《白雪公主》，里面就是写后妈有多坏，还派人去杀害白雪公主。我在自己没当妈的时候，会理解成这写的是当爸的多不好，找个后妈欺负孩子。等我自己生完孩子，荣升为妈妈的时候，我才发现，当孩子使劲哭闹而我手足无措的时候，就会穷凶极恶地大声责备孩子，甚至是打骂孩子，变得跟童话里描述的后妈似的。

原因很简单，因为婴儿不会说话，大人不知道孩子为什么哭，找不到原因，就无法应对，变得特别焦虑，难以控制自己的行为。加上总要给孩子哺乳，睡眠没有规律，缺觉，肾精不足，肝火旺，脾气也就暴躁无度了。

其实每个当妈的本性都是深爱孩子的，但我们大多数年轻的妈妈们缺乏基本的中医知识。孩子哭有几种情况：比如饿了，孩子通过哭来呼唤母亲赶快给奶吃，这是孩子与生俱来的天赋；再有，孩子哭是一种对肺的锻炼，如果此时我们就马上抱起孩子哄，反倒不利于孩子的身体发育，肺气足人的五脏六腑才能强健，所以我们要看到孩子哭连眼泪都没有，给他奶他又不吃，那多半是在锻炼呢，就让他锻炼会儿，对孩子身体有好处。

两性生活重新启动

● 约会自然，放飞心情

女性在生完孩子后，往往会碰到一个很难应对的问题——性生活。怀孕前与生产后的两性关系会有所不同，尤其是产后第一次过性生活，通常会很别扭。

很多女性是从怀孕开始，到生产后，相当长的时间都没有性欲要求；而很多丈夫也对此没有了兴趣。这种障碍主要源自内心，一是新生儿带来的喜悦，对人生的冲击力太大，使初为父母者有点不知所措，常会反问自己，再做这件事是为了什么呢？为了寻欢作乐吗？可是已经快乐得晕晕乎乎了啊！二是十月怀胎时，在乎儿女的父亲往往已经成功抑制了自己的欲望，再启动起来需要个过程。三是女人被自己身体的巨大变化弄懵了，从那么一个喜气洋洋骄傲地像个充满了气的皮球的身体，突然之间泄了气了……四是担心孩子，万一襁褓中的孩子突然醒来或哭闹了怎么办？而且孩子就是天使啊，人怎么可以在天使身边做……于是乎，感性的女人首先就在心理上隐约地产生了抗拒。

我的建议是，最好的方法是夫妻俩做一次短暂的旅游。这种旅游不是那种到此一游的走马观花，而是找个风景优美的小旅店住下，每天简简单单地看看风景，享受美食，以及重拾夫妻的两性生活……

● 学回春术，保性和谐

自然生产的好处我们在前文中谈了很多，但唯一一个遗憾就是自然生产后阴道会变得松弛，性生活的快感会有所下降。

在国外，阴道紧缩术已很普遍，不少中国人现在也跑到国外去做这种手术。其实，用老祖宗留下来的回春术就可以很好地解决这个困扰，还不用受手术之苦。这个方法就是——回春术。

回春术又叫提肛法，有点类似于站桩，就是把会阴穴往上提的一个动作。为什么提肛法是很好的恢复阴道功能的方法呢？这是因为肛门附近有三条经脉：督脉、任脉和冲脉。这三条对人体来说非常重要的经脉都起于会阴穴，它们分别主管人体的气、血和性。督脉主管人的一身之气，任脉主管人的一身之血，冲脉主管人的一身之性。而气、血、性是人活在这个世上的最关键的东西，是人的根。这三条经脉决定着人的生老病死。因此，也可以说，人就活在这三条经脉和会阴穴上。

既然这三条经脉如此重要，掌握着人的根本，所以通过提肛术，就可以达到养护生殖功能的目的。

提肛可随时随地地做，比如站着排队等车时，坐着开会无聊时，都可以做。如果每天能够坚持做 100 次提肛，坚持 49 天，一定会有效验。

通情达理，美满生活

婆媳关系不和，也是产后忧郁症的重要导火索和病根。在如何喂养孩子上，如何教育孩子上，乃至孩子该穿多厚的衣服，该盖多厚的被子这类小事上，都会因为意见的不统一，造成婆媳的翻脸，关系剑拔弩张。

关于如何处理好婆媳关系的问题，可谈的就太多了。在中国，婆媳关系一向紧张，尤其是现在，处理得好的是少数，绝大多数都关系紧张。

首先，我建议现在的父母在嫁女儿之前，要多跟女儿沟通，告诉她，人不能太娇气，不要一有事就认为全是男方家的不对，我们不能太过护短，否则就势必造成女儿的骄纵与任性，嫁过去了成天打架，谈何幸福？

我曾经在医院帮忙接过一段心理咨询的热线。有一次一个女孩儿打来电话过来说："我老公不理我了，我要自杀。"经过耐心的倾听，我了解了事情的来龙去脉，其实主要责任在于这个女孩儿，太骄横无理了，但她完全意识不到自己的问题，最后她说："我准备把我妈请来，叫我妈来收拾他。"我直接告诉她："那你就离婚吧，你只要让你妈来了，你俩的日子肯定就没法过了，你丈夫不可能把怨气撒在丈母娘身上，最后的结果必定是你婆婆和你丈夫会更加厌恶你，除了离婚，不会有第二条路，我建议你自己再好好审视一下自己，多从自己身上找原因。"

由此我发现，在婚恋之前，父母在养育儿女的时候，就不要太娇惯他们，要学会做人，学会通情达理，否则长大了，早晚会出现各种问题。

其次，要会说话，懂得处世之道。"好儿媳两边瞒话，坏儿媳两边传话。"这话说得特在理。最近有部电视剧，叫《媳妇的美好时代》，我觉得拍得就非常好，女主人公毛豆豆在处理与婆婆的关系上的方法，堪称经典。此外，做老公的也该跟另一个男主人公余味好好学学，学会在两个女人间做和事佬，学会灭火，而不是火上浇油，既要有原则，更要懂方法。人心都是肉长的，这样一来，家庭和睦，婆媳关爱，妯娌融洽，其乐融融，多么美好的生活啊！

第六章

婴幼儿护理——全面打好孩子的根基

◆新生儿最好的食物就是母乳。母乳是天地造化的产物，胎儿在母腹中靠的是母血，出生后靠的是母乳。

◆新生儿出生六个月后可以添加辅食，但乳食和辅食不可以同时吃，因为二者之间难以克化。

◆要确保婴幼儿平安健康，就不能给孩子吃得太饱，穿得太暖。

◆追着喂饭不仅浪费时间，还可能把孩子的脾胃弄坏。纠正这个坏习性并不难，只要家长有决心，说到做到。

◆小孩儿的后背、小肚子和小脚丫这三个部位一定要保暖。小孩儿的头部、心胸、下体一定要保持凉爽。

◆别给孩子乱服药。孩子的脾胃功能原本就脆弱，药的性质又普遍偏寒凉，乱服药会损害孩子的脾胃。

◆家长千万不要纵容孩子吃冷饮，让孩子从小就养成少吃甚至不吃冷饮的习惯，帮孩子积精累气，给孩子一个健康的身体和光明的未来。

十月怀胎，一朝分娩。如同成熟的果实要离开枝蔓，足月的婴儿也会离开母体来到人世间。小生命的诞生给大家庭带来了喜悦和希望，年轻的父母加上爷爷奶奶、姥姥姥爷，六个大人开开心心做起"孩奴"。

　　但在婴幼儿的调护问题上，从孩子出生的第一天开始，便会产生许多矛盾。所谓"公说公有理，婆说婆有理"，爷爷奶奶、姥姥姥爷一般都抚育过不止一个孩子，有丰富的实战经验，他们依据自身的养育心得和多年的人生阅历，已经形成独有的育儿理论。年轻的父母们则是第一次面临育儿问题，新奇之余，通常会十分郑重，他们倾向于寻求书本知识，更容易受报纸杂志、电视广播、互联网络等媒体的影响，对新知识和新理念比较认可。在一部分年轻父母看来，老一辈的经验不过是陈规陋习，有不科学之嫌，没有多少可取之处。

　　老经验也好，新理念也罢，都是为了更好地养育孩子。毕竟，这么多年来一般家庭都只有一个孩子，对这么唯一的一个宝贝，大家当然都格外看重。从这个角度来讲，两代人之间的争执也许是仁者见仁、智者见智，没有孰对孰错。不是有这样一句话吗——"第一个孩子照书养，第二个孩子当猪养"，意思是养育第一个孩子时，因为没有经历过，怀着强烈的使命感，父母往往会谨小慎微，凡事均需要找教材作指导，惟恐做错一个小细节。到第二个孩子出生时，家长在心理上已经突破了对未知的恐慌，反而容易放手，让孩子自然生长。不过，这么多年来我们国家大部分家庭都只能生一个孩子，很多父母没有养第二个孩子的机会，所以年轻父母普遍容易紧张焦虑。所以，这个比喻也许不很准确，但非常形象地描述了人生不同阶段对孩子养育的态度变化，从一个侧面证明两代人在养育孩子上产生冲突的原因所在。

关于婴幼儿调护，千百年来，古人已经积累了不少的智慧。这些传统文化中的精华传承至今，对我们现在的家长仍有启发。

一

合理喂养——孩子的健康从吃开始

现代社会，随着经济的发展和物质的极大丰富，无论城市或农村，温饱问题已基本解决。在生活条件相对优越的城市家庭，孩子简直就是被极其丰富的食物包围。即便是广大的农村，对绝大部分家庭来说，给孩子吃饱早已不是问题。尽管如此，家长们还总担心亏待孩子，但有时候好心也会办坏事，表现在婴幼儿喂养上，有些父母不小心进入了误区。

哺乳忌讳，吃有学问

新生儿最好的食物就是母乳。母乳是天地造化的产物，胎儿在母腹中靠的是母血，出生后靠的是母乳。《黄帝内经》认为乳汁是血的变现，血从金化则为白，偏寒，是小儿纯阳之体最好的食物。妈妈的乳汁与小儿的体质相合，可使小儿肥健。更为重要的是，哺乳过程不仅满足了婴儿肉体的需求，而且可以带给孩子灵魂上的极大慰藉，给了孩子安全感和温暖感。

小儿吮乳，可以刺激和强化母体的脏腑功能，使母亲身体健壮，精神爽朗，可以止母亲恶露，甚至可以帮母亲去掉一些痼疾。

哺乳对母子都有极大的好处。但小儿的体质属于稚阳，如稍有不慎，或乳食过多，就容易形成湿滞、湿热，导致呕吐或拉稀。此外，不包括从胎里带来的湿滞，小儿还易发生四种病况：一是惊，小儿魂魄不定，易受惊吓；二是疳，食乳不化，易积食成疳；三是吐，火乘胃膈而上行；四是泻，是大肠的病变。

鉴于小儿的体质特点，以及母亲和孩子之间的互相影响，古人关于哺乳有很多讲究，下文分别以母亲和小儿为主体进行讲述。

● 母亲在什么情况下忌讳哺乳

（1）忌大热大寒

乳汁为胃血所化，母食热则乳热，母食寒则乳寒，奶片不化。所以母亲的饮食忌大热大寒。小儿久食热乳容易导致吐奶，久食寒乳容易导致咳嗽拉稀。

（2）忌辛辣厚味

母亲忌辛辣和味道过重的食物，否则容易造成小儿脏腑生热，热则烦躁生渴。

（3）忌大喜大怒

母亲的七情变化一定会影响自己的气血，进而影响乳汁的质量，再进而影响小儿的气血。牛乳比母乳唯一的好处就在于，牛性情温良，而女人则有性情的问题。女人如果性情平淡，饮食也平淡的话，乳汁也平和冲淡；如果母亲性情乖戾、喜怒无常，其乳必热，就不适宜哺乳。如果孩子吃了这样的乳汁，将来性格也会有问题。

古代还有择乳母论，意思是选择乳母有讲究，要选择婉静寡欲、无痼疾疮疖者。乳母肥实则乳汁浓，小儿吮之则气体充实；乳母瘦瘠则乳清薄，小儿吮之也清瘦体弱。

一般来讲，母亲大喜大怒时不要哺乳，因为"暴怒伤阴，暴喜伤阳"（《黄帝内经·素问》），"伤阴则泻，伤阳则惊"（孙思邈）。怒则气机上行，此时哺乳，会令孩子气上癫狂；暴喜后哺乳会导致孩子气机不定，神情飘忽。

（4）浴后不哺乳

夏天盛热时，母亲新浴后不哺乳，否则容易形成胃毒。秋天小儿易出现赤白痢，浴后最好休息一段时间再哺乳。

妈妈在哺乳前，应先用手轻轻按摩乳房，以散其热，因为小儿为纯阳之体，最喜欢清凉，乳汁太热则奔涌，容易令小儿吞咽困难。

（5）性后不哺乳

性生活后，女人气血未定，如果正赶上孩子啼哭，马上哺乳的话，对孩子伤害很大，易赢瘦、腿脚无力。

（6）病时不哺乳

母亲咳嗽时不哺乳，容易呛到孩子。母亲身上有疮疡、喑哑、痫病等时不哺乳，因为这些都是母亲五脏六腑的病变，这时哺乳会把病邪传给孩子。

（7）醉时不哺乳

母亲喝醉时也不要哺乳，容易使小儿身热、腹部胀满。

● 小孩儿在什么情况下忌讳吃奶

（1）忌大哭吃奶

小儿大哭时不可吃奶，古人说："儿啼未定，肺窍开，即便乳儿，与气相逆，气凝结聚，多成瘰疬瘿瘤也。"意思是此时气逆不顺，易成小儿惊风、乳癖、呕吐等。再有，哭伤肺，肺与大肠相表里，肺气逆，则易上吐下泻。

（2）忌大饥吃奶

如果孩子饿了很久，然后又吃得很急，容易形成腹痛。吃得太多，就容易积食；食得过急，就容易伤脾。久而久之，孩子腹中会有痞块，面色发黄。

（3）忌大饱吃奶

大饱后还吃奶，容易导致孩子气乏。《黄帝内经·素问》说：

"饮多则肺叶布，是故气逆而上奔，故能生痰。"意思是，如果吃的母乳或牛奶过多，会积存痰。

当父母发现小孩儿积痰时，可先减少哺乳的量，之后观察一下，如果没事，就不用去医院了。

一般情况下，小儿吃奶，白天三次为好，夜里再喂一次就可以了。

（4）忌大惊吃奶

大惊后吃奶，婴儿容易呕吐心痛，这是因为伤了手少阴心经。同时，大惊吃奶也容易伤肝经，肝气上逆，容易导致呕吐。《抱朴子》中说："大惊乳食及饮水，气节不通，或吐逆翻胃。"此外，《百端经》说："惊后饮水，则伤心舌，多成不语也。"意思是如果惊吓后喝水，有些小孩儿可能出现结巴或失语的症状。

（4）忌迎风吃奶

迎风吃奶，风冷入肺，容易咳嗽。同时肺主一身之气，气伤则腹胀。

（5）忌饮豆浆

小儿脾胃弱，六个月前基本以吃奶为主。母亲如果没有乳汁的话，可用牛乳代替，如果牛乳出问题（比如三聚氰胺事件），可用米浆、粥油等代乳，而不可用豆浆代替，因为豆类营养价值高，小儿难以消化。

● 小儿在断乳后的饮食禁忌

一般来说，小儿半岁前吃乳食，半岁后可加辅食，像稀粥、面片汤等，里面再加些切得细碎的菜叶。此时，小儿食饮的禁忌如下：

（1）乳、辅食，不同时

小儿出生六个月后，可以加辅食，但乳食和辅食不可以同时吃，因为二者之间难以克化，周岁后如果混合着吃，容易形成乳癖、食癖，小儿会肚子疼，得疳病。即便是大人喝牛奶时，也最好和食物、水果等分开时间段，二者同服，容易腹胀。

（2）周岁时少沾生冷食物

小儿周岁前后，要少沾生冷食物。生冷伤肺、伤胃，易停滞，容易形成腹痛、脾泻。水果方面，以吃桃子等暖性的水果为好，最好不吃西瓜一类的凉性水果。

（3）不食酸咸厚味

小儿肠胃薄且窄，黏稠、干硬的东西不好消化。再者，小儿阳气有余，阴气不足，多吃酸咸厚味（营养价值高，又难消化的东西），容易助火益阳，耗散阴气，且多生疮痘。

（4）不食鸡肉、腊肉

鸡肉坚实，不易消化，且多含激素，吃了会使小儿早熟。腊肉、火腿等也不适宜小儿吃。小儿都嘴馋，不知饥饱，但大人不能一味地满足小儿的要求，小儿脾胃一伤，极难恢复。

忍三分饥，吃七分饱

生活中，做父母的常常感到迷惑不解：明明孩子每天都吃得饱饱的、穿得暖暖的，似乎该做的事父母都做了，可孩子仍然很容易生病，像感冒、发烧、咳嗽、哮喘、腹泻等是常见病。

关于婴幼儿养护，明代医家万全说："要想小儿安，三分饥与寒。"意思是要确保婴幼儿平安健康，就不能给孩子吃得太饱，穿得太暖。这句俗语流传至今，仍然极富生命力。吃得过饱、穿得过暖容易导致小孩儿总生病。

为什么要"忍三分饥"呢？因为小儿气血尚不完备，先天肠胃偏脆弱，其大肠如葱，小肠如筋，肠道和胃处于一种狭窄的状态，在脾胃运化功能不是特别成熟的情况下，吃得过饱容易吐，又伤脾胃，导致消化不良。东汉思想家王符在《潜夫论》里说："小儿多病伤于饱。"因此，虽然小孩儿需要水谷精微，却不能多吃，一般只吃到七分饱就可以了。

关于小孩儿吃的方面，古人有很多讲究。比如小孩儿六个月大时，可以喂粥。五六岁时，小孩儿的脾胃功能开始强壮起来，这时可以适当沾点荤腥。现在的小孩儿大部分是食肉一族，有的两三岁时就特别能吃肉了，经常有家长说："我孩子胃口特别好，特别能吃，鸡腿一顿能吃好几个！"语气还挺自豪。我能理解，家长都心疼孩子，只会担心孩子吃不饱，没有埋怨孩子吃太多的，咱们养孩子都是"揣孩子"。实际上，这种做法是有问题的。一是我们要记住，鸡肉少吃为妙。因为鸡为火性，也为发物，多吃只会让孩子越来越胖。二是古人认为年轻人多吃肉容易引发性欲，最好的原则还是少吃肉。

小孩子和大人在饮食的偏好上完全不同：大人是身体需要什么就吃什么；小孩子则是嘴馋，什么都想吃，而且越是别人家的东西越好吃，比如自己家有红薯不吃，到别人家里却把别人的红薯全吃了。中国古代有种做法，既然小孩子觉得别人家的饭菜格外香一些，就让孩子偶尔地吃吃"百家饭"，即到不同人家家里吃，同时也邀请别人家的孩子到自己家做客吃饭，其目的就在于互通有无，交流情感。现代社会，邻里之间一般都是天天照面却不知对方姓甚名谁，而且由于工作、生活节奏加快，小孩子吃"百家饭"的机会很少，当然如果有相熟的朋友，我是建议可以互相轮流着让孩子吃吃"百家饭"。不过做父母的一定要记住"三分饥"的道理，别让孩子吃得过饱。

不伤脾胃，要点有四

小孩儿的脾胃比较虚弱，父母喂养的时候尤其要小心，不要伤到脾胃。关于小孩儿的饮食，现在的家长出现了一些误区，对此，我认为主要注意以下几点：

● 忌吃得过饱

家长总怕孩子营养不够，即使孩子已经吃饱了，却总是一个劲地"硬灌"，像填鸭似的。其实吃得太多易导致消化不良，会引起腹痛、便秘等疾病。这一点在"三分饥"里我已详细讲过。

● 忌追着喂饭

民间养儿谚说："吃热莫吃冷，吃软莫吃硬，吃少莫吃多。"现在家长生怕孩子吃得少，成天跟在孩子身后追着喂、使劲儿塞，结果越是追着喂，孩子就越不好好吃饭，最终恶性循环。更有甚者，看到孩子食欲不佳，就给孩子吃大量的所谓营养片剂，以为这样孩子就不缺营养了。其实，这样有可能带来更糟糕的后果。

追着喂饭不仅浪费时间，养不出小儿的饮食规律，还可能把孩子的脾胃弄坏。纠正这个坏习性并不难，只要家长有决心。比如，到了吃饭的时间，孩子调皮捣蛋，就是不肯痛痛快快吃饭，又或者只顾贪玩而闹着不吃时，家长可以索性随他去，不过同时也要对孩子说明："吃饭的时间你不吃饭，待会饿了是没有东西吃的，要吃只有等到下次开饭的时间。"做家长的一定要说到做到，不能期间看到孩子饿了又忙不迭地喂饭。仅此一条，保管治好孩子不好好吃饭的毛病，因为孩子从此得到了教训。

很多时候，小孩子的毛病都是家长宠出来的，甚至可以这么说，小孩子其实是很聪明的，只是糊涂的大人用不恰当的方式把孩子给带坏了。有经验的父母可能会有这种体会：小婴儿对时间的感受力非常强，比如说如果连续几天总是在上午十点抱他出去玩，忽然有一天，到了上午十点大人还没抱，这时他一定会闹腾。然后到了该给他抱回来的钟点，大人还没回，他也会闹腾，哪怕只是四五个月大的婴儿，可能都会口里"嗯嗯"叫着，同时手指向大门口，意思是该回去了。小孩儿是用身体去感知时光的，其自身与自然天地之间有一种隐秘的关联。这个有趣的现象告诉我们，千万不要认为孩子什么都不懂，有可能孩子懂得非常非常多，只不过还不会用言语表述罢了。

● 忌吃零食

现在的家长娇惯孩子，经常零食一大堆，随时随地满足孩子的口腹之欲。现在提倡绿色食品，零食是否健康先且不说，其最明显的后果便是孩子不会好好吃饭。不好好吃饭，身体必定不会健壮，因为人体所需的气血正是脾胃运化五谷精微而成的，所以不要让孩子养成吃零食的习惯。

● 忌冷热不均

食物冷热不均伤脾胃，尤其是婴幼儿，如果吃了冷热不均的食物，在大便中立刻就会有反应。表现为大便颜色发青，就是伤到大肠了，如果久治不愈的话，小孩儿还会呕吐，这就是土弱木侮的象，就是脾胃太弱，会遭受太盛的肝气的制约。呕吐再不治愈的话，小孩儿就会出现抽搐，这是伤了筋了。像上文讲的追着喂饭，极易造成食物冷热不均，从而损伤孩子的脾胃。所以在小孩儿的喂养上，家长要十分小心。

小孩儿伤了脾胃后，会导致口不壮，即胃口不好。对此，古人有个好方法，叫"易子而教"。这里的"易"是交换的意思，就是今天我家的孩子到你家去做客吃饭，明天你家的孩子到我家来读书学习。这种教育方式往往效果不错。因为小孩儿天性嘴馋，再加上很多孩子在一起，会抢着吃饭，在热热闹闹的氛围中，孩子不仅情绪愉快，胃口也就变好了。

若有积食，多揉肚子

婴幼儿时期，合适的喂养能够促进小孩子的健康成长。但因为此时小孩儿的脾胃运化功能尚不健全，容易造成积食，加上一些不恰当的喂养方式，就更会增添小儿的胃肠负担，比如大人可能不知不觉中就忘了七分饱的原则，一次性给小孩儿喂得过饱，造成小孩儿呕吐、拉奶瓣、便秘、腹胀等肠胃疾病。孩子难受，大人也心焦。

对此，古人有个好方法——频揉肚，即经常给小孩儿揉揉肚子。这么做的道理何在呢？婴幼儿肠胃娇嫩，容易有积食，以轻柔的手法揉摩肚腹，可以起到助消化和暖肚温胃的作用，从而利于小孩儿保持六腑通畅。就拿我们成人来说，饭后如果感觉腹胀不舒服，会自然而然地抚摸肚子，这就是人的一种先天自救。因此，揉摩腹部对脾胃尚未发育成熟的婴幼儿来讲，非常有效。

生活中，妈妈可以用婴儿按摩乳给宝宝揉肚子，一般从肚脐开始，以顺时针螺旋向外轻轻按揉，每天三次，每次20分钟，一直坚持下去，用不了多久，吃奶呕吐、拉奶瓣及肚胀的现象就会消失。这种物理的方法比吃药好。对于婴幼儿来讲，药能不吃尽量不吃，是药三分毒。

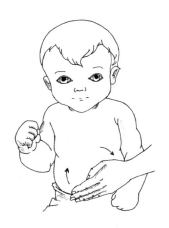

从肚脐开始，顺时针螺旋向外轻轻按揉，每天3次，每次20分钟

另外，婴幼儿体质脆弱，对疾病抵抗能力较差，一旦染病，病情往往发展迅速，如果很严重，我建议大家还是到医院诊治。

二

婴儿如何穿衣——一寒三暖三凉

忍三分寒，穿七分暖

为什么要"忍三分寒"呢？中医认为，婴幼儿身体阳气盛，属纯阳，易生热，如果穿得过暖，小婴儿的筋骨会变得柔软，这不利于其生长发育。

穿得过暖还会伤害皮肤和肌肉，严重的会伤到血脉，出现"疮痒"，即湿疹，或皮肤病。

穿得过暖，孩子还容易出汗，出汗后容易受凉感冒，而肺为娇脏，感冒容易引发呼吸道感染，进而引起诸如咳嗽、哮喘、发烧等肺部炎症，如果感冒严重，甚至还会导致诸如肺炎、心肌炎等多种并发症。

很多人对"要想小儿安，三分饥与寒"这句古训早已烂熟于心，只是临到现实生活中时，不自觉地就抛诸脑后了。我认识一位老人，平时常念叨这句话，但真正到照顾孙女时，不仅里三层外三层地把小孩儿裹得像个粽子，最后还给戴上一顶帽子，口里说："我不管那么多，反正不把她包厚一点，我就是不舒服。"

我们明白了过暖的危害，就要注意了，千万不要好心办坏事。

小儿三个月后，每天上午要适当抱孩子多到户外转转，吹吹微风，晒晒暖日。见风日，接地气，孩子柔脆的肌肤才能更加坚实，既补钙，又提高了免疫力。不能让孩子成为温室里的花朵，太娇嫩而经不起风雨。

在穿着上，古代有个习俗：给小孩儿穿旧衣。这里面的讲究很多：一是旧衣柔软，不擦肌肤；二是惜福；三是取其不太暖。

其实，"三分饥与寒"不仅仅是对新生儿的要求，七岁之前的小孩儿最好都遵守这个原则。因为《黄帝内经》讲，孩子七八岁时肾气才坚实一些，后天的脾胃也才慢慢强大起来。

不过暖并不意味着可以保持寒湿。小儿的衣服要日晒夜收，不可露天过夜。因为夜露寒湿，令小儿黄瘦腹痛。

夏天，小儿最好穿小夹衣独卧，薄被单盖不住，小儿的腿老爱动。冬天，可以和母亲睡在一起，但母亲的口鼻不能对着小儿的囟门，母亲的鼻息容易吹着小儿的囟门，使小儿感受风疾，动辄鼻流清涕。

背暖、肚暖、足暖

婴幼儿穿衣方面，除了要"忍三分寒"，古人还提倡一个原则：背暖、肚暖、足暖，即小孩儿的后背、小肚子和小脚丫这三个部位一定要保暖。

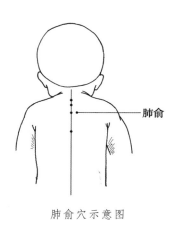

肺俞穴示意图

● 背暖

背暖首先要养护好小儿的肺俞穴。肺为娇脏，在《逐月养胎》一节中我们知道，足月的胎儿几乎所有的器官都已准备就绪，只有肺需要在出生后完善功能。也就是说，新出生的小孩儿，肺气最弱，需要好好地养护。

《黄帝内经》说：肺司呼吸。肺俞穴保养得好，小孩儿得呼吸道疾病的可能性就降低了；而且，肺主皮毛，养护好肺俞，人体最大的呼吸系统——皮肤的功能也会变强，从而有助于增强孩子的抵抗力。

中医里非常强调后背的养生。一方面是因为后背为阳，太阳寒水主之，所以后背很容易受寒。此外，古语有"背者胸中之腑"的说法，五脏的很多经脉都集中在后背上，人的后背有许多成对的神经。所以，五脏的所有问题几乎都在后背上有所反应，观察后背的健康状况有助于判断五脏是否病变。同时，养护好后背也有利于五脏的功能运行。

后背的养生，我在《从头到脚说健康》一书里做过详细讲述，有兴趣的读者朋友可以看看。

具体到婴幼儿的养护，我们可以给小孩儿穿个小背心，这样既不至太热，又暖背，还守了三分寒的原则。其实老人也应该这样养生，尤其冬天更要特别注意，因为老年人脏器老化，阳气衰弱，若不注意背部保暖，风寒极易通过背部侵入，从而导致五脏功能受损。所以，除了棉袄，老年朋友如果再加一件紧身的棉背心或皮背心，就能防患于未然，平安健康过冬。

● 肚暖

为什么要保持肚暖呢？因为肚子是脾胃之所，而小孩子的脾胃先天就比较弱，只有胃暖才能够消化积食。如果不小心腹部受寒，孩子会肚子痛，严重的还可能会拉肚子。而脾胃功能一受到损伤，就不能有效地把营养物质输布全身，不利于婴幼儿的健康成长，所以保持肚暖就是保护脾胃。

肚暖是婴幼儿保健的重要一环，睡觉时给孩子围上肚兜是保持肚暖的好方法。这样既能维护孩子胃肠道的功能，促进对食物的消化吸收，又能防止因肚子受凉而引起的腹痛、腹泻等症状。

● 足暖

中医有这样一句话，叫作"寒从足下生，温足保太平"。这话是很有道理的。

人脚面的经脉从里向外分别为：脾经、肝经、肾经、胃经、胆经和膀胱经，达六条之多，而这六条经脉上的穴位又相当多，像脚心的涌泉穴就是肾经的主穴。可以说，人的脚是阴阳经穴交会之处，属于神经末梢，对外界的寒邪最为敏感。如果脚部受凉，与足部反射区相对应的内脏就会感到不适。只有脚部暖和了，全身才能抵御寒冷。

婴幼儿体质弱，抵抗力差，小脚丫尤其要保持温暖。家长一定要给小孩儿穿上小布袜和小鞋子，以护佑经脉和内脏。小孩儿一般好动，脚易出汗，所以鞋内还应放上吸湿性较好的鞋垫。如果晚上能坚持给孩子用热水洗脚，就更好了。泡脚是一种最基本的养生方法，成人也应该坚持。足部保健好处多多，如果我们一个礼拜能做一次足疗，对身体善莫大焉。

很多小孩儿喜欢光脚在家里的地上走或跑。一次，我去深圳看望朋友，她女儿一天到晚光着小脚丫在屋子里走来走去，还大呼舒服。我就挺生气，极力阻止。为什么呢？别看她现在小，火力壮，将来大了后来月经了，一定受影响，很容易得各种妇科病，因为寒从足下生啊，人体最怕寒邪的侵袭。男孩儿也一样，别养成在家光脚的习惯。

如果非常喜欢在家光脚，我建议地板铺实木的，或者改成地热板。演员宋丹丹就特别爱光脚在家里走，老公疼她，马上将大理石地板全部换成实木的，没这个条件就穿上拖鞋吧。

头凉、心胸凉、下体凉

● 头凉

前几天，一位妈妈找我诉苦，说她总跟婆婆为孩子戴不戴帽子闹矛盾，经常是她刚给宝宝戴上，转眼婆婆趁她不注意就悄悄取下了，而当她一察觉到这个状况，又赌气地给孩子重新戴上。就这样你来我往，打起了一场没有硝烟的战争。

说起婴幼儿该不该戴帽子，还真是一门学问呢！

古人有句话："头凉不生病。"意思是头部要凉，不能过热，否则容易生病。这是为什么呢？中医认为，人头顶的百会穴（将我们的两耳捋过来，顺着两只耳尖向上走，在头顶的交汇处为百会穴）是人体督脉、肝经、膀胱经相合的穴位，人体的阳气全都汇聚在这里。因为是人体阳气最足的部位，即诸阳之汇，所以头部喜凉恶热。

生活中，如果留心观察，我们会注意到这样一个现象：寒冷的天气里，绝大部分人都会穿上厚厚的衣服和暖暖的鞋子或靴子，但戴帽子或头巾的人却很少。这就是因为我们人体的头部其实不怕冷。

一般情况下，小孩子如果总是戴很厚的帽子，不仅起不到保健的作用，反而有可能产生很多疾病。

首先，头部为诸阳之汇，而阳是要发散的，如果总戴厚帽子，阳气被捂被憋，易导致小孩儿心烦、头晕和神昏。再者，中医有个说法，叫作"脑为髓之海"，意思是脑部不仅阳气足，精髓也足。所以，头部如果因过热出汗，精髓容易随汗而泄，头上就会长疮。同时也可能导致目疾，即眼睛会出问题。这是为什么呢？《黄帝内经·灵枢》的"大惑论"里讲，五脏六腑之精气随眼系入于脑。而肝开窍于目，眼睛是我们五脏六腑神明的外现，是脑力最外散的一个部分。我们现在的人整天盯着电脑，没日没夜地看，实际上是在过度地消耗脑力和眼神，对身体极其有害。

中医最讲究辨证，强调根据具体情况适度掌握分寸。头凉并不意味着任何时候都不戴帽子。像婴幼儿，因为囟门未合，头顶就不能着风，过去的家长会将小手绢的四个角分别系成结，然后给小孩儿戴上，这样既不会过热也保护了囟门。如果是在严寒的冬季，小宝宝出门时就一定要戴帽子御寒，不过帽子的厚薄由家长灵活把握，有两个参考指标：一是气温，二是孩子的体质。有的孩子耐寒，对保暖的要求可能就低些，而且现在物品非常丰富，各种不同材质和厚度的帽子市面上都有销售，父母要细心观察孩子，适时调整添减宝宝的衣物鞋帽。

● 心胸凉

说到婴幼儿心胸要凉，《古今图书集成医部全录卷四百一·儿科》里有这样一段话："心属丙火，若外受客热，内接心火，则内外俱热也。其证轻则口干舌燥，腮红面赤，重则啼叫惊跳。"意思是心本来就属火，如果穿着过厚，捂得太多，内外俱热，易导致小孩儿轻则口干舌燥，腮红面赤，重则啼哭不止，惊跳连连。

要做到心胸凉，孩子的衣着就不要过于厚重，而且不要太紧。晚上睡觉时，被子也不要盖得过厚，以免压迫孩子的胸部，影响正常的呼吸与心脏功能。

● 下体凉

现代社会，关于婴幼儿大小便的护理，相当多的父母选择纸尿裤。他们认为尿布很麻烦，总要频繁清洗，还会把室内空气熏得臭烘烘的，而纸尿裤方便卫生，脏了就扔，还不必半夜起来换尿片，小孩儿睡得好，大人也省心。

中医则持相反观点，认为长期使用纸尿裤对孩子有害无益。金元四大家之一朱丹溪在《格致余论·慈幼论》里说："小儿过用棉绢温暖之服，以致阳气不舒，因多发热。即长，下体勿令过暖，盖十六岁以前，气血方盛，如日方升，惟阴常不足耳，下体主阴，得寒凉则阴易长，过温暖则阴暗消。故《曲礼》曰：童子不衣裘裳。"意思是说小孩儿穿衣不能过暖，小孩儿阳气盛，过暖则易发热生病（这点与前文"忍三分寒"一致），尤其是下体不能太热，因为孩子在 16 岁以前气血旺，阴却有所不足，而下体主阴，要养好阴，下体需保持寒凉，如果过于温暖会暗耗阴气。所以小孩子不能穿皮制的内裤（裘，指皮衣。裳，古代指遮蔽下体的衣裙），皮内裤太热，会消乏阴气。

　　尤其是小男孩儿，不能热着小鸡鸡。因为阴茎属阳，睾丸属阴，男孩儿下体如果太暖，阴气就会慢慢消退，影响将来的生殖能力。

　　民间习俗里，通常给小男孩儿穿开裆裤，即使在大冬天，棉裤也开着裆，顶多加一个小屁帘，以防止小孩儿坐地上时着凉拉稀。

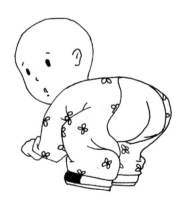

小孩子穿的开裆裤

　　现在普遍使用的纸尿裤，虽都极力做到干爽透气，实际仍很湿热难受，父母可以试试感受一下。小鸡鸡长期处于这种又湿又热的环境下，将来会出很多问题。生活中，经常听到有妈妈说，我天天给儿子用纸尿裤，用了几年了，也没发现什么异常啊？我心说，孩子年幼可能没事，等长大后如果生育能力受到影响，那时后悔就来不及了。

我是建议多用尿布，少用纸尿裤。尤其是小男孩儿。尿布材质也最好选豆沙布，透气性能好，稍微围一下就可以了。其实，小男孩儿的护理没有父母想象得那么麻烦，因为小男孩儿撒尿有个显著的标志——小鸡鸡会挺起来。家长一看到小鸡鸡挺起来了，就可以抱起来把尿。小女孩儿也最好不用纸尿裤，小女孩儿更要干净卫生，用清清爽爽的棉布就可以，还环保。

现代社会竞争激烈，生活节奏快，父母如果确实没时间，可以采取折中的办法，白天用尿布，晚上穿纸尿裤，总之就是能不用就不用，将损害降到最低。

用纸尿裤还要注意一点，先把小屁屁洗净、擦干以后再穿。早上起床后，立刻取下纸尿裤，而后再清洗一遍小屁屁，这样不仅小孩子感觉舒服，还可以预防尿布疹。

如果早日停用尿布或纸尿裤，将有助于培养孩子自觉排便的生活习惯。因为在缺乏防护的状态下，尿床以后孩子会感觉潮湿难受，小孩子很聪明，几次反复之后，再想尿时他们就会有紧张感，这样一来，孩子膀胱的储尿功能得到了锻炼。经历过的家长可能有这样的体会，经过锻炼，小孩儿想尿或想便便了会"吭吭吭"地叫，好像在召唤父母，"我要尿尿（便便）了，快来！"那这自觉排便的习惯就算是养成了。而如果小孩儿一直使用纸尿裤，想尿就尿，就养不成自控能力，从而形成习惯性尿床。

三

婴儿调教——快乐伴随成长

遵循生命节律，和小孩儿一起成长

养育儿童不可以拔苗助长，一切应遵循儿童生长规律。现在有些家长要么急于让小孩儿走路，而忽略了爬行对孩子的好处；要么给孩子打生长激素等。这些都是愚蠢的行为，一定要谨慎。老话说：有苗不愁长。我们千万不要拔苗助长。

对于婴幼儿的生命节律，古人说："小儿满月内不见生人及非常之物，因为目瞳子未成。百日任脉生，能反复。半岁尻骨成，学坐。二百天外掌骨成，教儿匍匐。三百天，髌骨成，教儿立。周岁，膝骨成，教儿步行。一二岁时，憨嬉跳跃是其本性，拘坐则伤脊骨，尤损天柱。如若蒙师，五体皆病。"下面我们具体讲解。

● 满月前不见生人

民俗里将婴儿出生足一个月称为"满月"。关于满月，民间有很多讲究。一般家里都会摆满月酒，以庆祝添丁之喜，并祈盼孩子健康长寿。

古人对满月还有一个说法，即小孩儿满月后才能出来见人，在月子里时不要见生人和非常之物。因为不足一个月时，小孩子"目瞳子未成"，瞳孔还没发育好，加上"囟门"未合，魂未定，如果让他看到不熟悉的东西，容易受到惊吓。民间还认为小孩子的眼睛特别干净，任何一点污秽的东西，小孩子一眼就能辨别出来。

我们国家一些地区有这样的习俗，老人与小孩儿第一次见面时，一定要给小孩儿钱，这有点像"封口费"。什么意思呢？民俗学里有个老理，如果小孩儿一看见某个人就哭，说明这个人的寿命不长；而老人对寿命最敏感，因此老人最担心小孩儿见他面时哭，所以老人给小孩儿钱，是为了求长寿，就好比告诉小孩儿说："我给你钱啊，这个秘密你先藏着别说出来啊！"由此我们就可以知道，春节时老人给小孩儿的压岁钱，虽然美其名曰是小孩儿压岁，但其实压的是老人自己的岁。这其间寄托着一个很美好的愿望，那就是老人希望自己更加长寿，可以享受儿孙满堂的天伦之乐。

● 一百天时能翻身

孩子生下来一百天时，古人要举行一个庆祝仪式，为孩子的健康长寿祈福。比如喝百日酒、拍百日照、赏日等。现在我国有些地区仍然很讲究过百日，虽然可能庆贺的内容和形式发生了变化，但这个习俗已然成为一种传统文化，至今长盛不衰。

古代在孩子过百日时还有一个风俗，就是给孩子取名。《礼记》中对此有形象的描述：三月之末，择日剪发，男角女羁，妻以子见父，父执子之右手，咳（通孩）而名之。意思是，孩子生下来百天后，要给他选个日子剪发。剪发时，如果是男孩儿，将头两侧的头发留下，束成两个犄角；如果是女孩儿，将剪后所余之发与头顶的十字形发缝相重合，在头顶扎一个犄角。然后母亲抱着孩子来见父亲，父亲握着孩子的右手，乐呵呵地给孩子取个名。孩子的名取定以后，母亲会把孩子抱回内室，将孩子的名字通告亲戚。

为什么不是一出生就取名呢？这是因为古代生存条件恶劣，养育孩子艰难，小孩子生下百天才代表他真正存活下来了。

古代取名比较随性，一般都是根据孩子的特点来起，求异不求同。比如中国历史上的郑庄公叫寤生，"寤"就是难产之意。郑庄公的母亲在生他的时候难产，在床上翻滚呼喊了两三天，郑庄公才伸出一条腿来，于是得名寤生；晋成公名黑臀，因为他的臀部有块黑色胎记。

从婴儿的生命节律来讲，百日的意义也很重大。所谓"百日任脉生，能反复"。意思是百日之时，小孩子的任脉已经长得很好，后天的血开始足起来，孩子俯卧时可以抬头了，虽然胳膊抬不起来，但是脖子能动了，而且能在床上滚动。古代经典育儿理论中有句俗语，叫"三翻六坐"。其中"三翻"就是指的这一点，即三个月时孩子会翻身了。这时，父母要小心看护，别让孩子自己翻滚掉下床。

这里的三个月是一个大概的时间段，假如冬天孩子衣服穿得厚，有可能到了四个月时孩子才会翻身。如果四个月后孩子还不能翻身，孩子神经系统的发育可能有问题，甚至有可能是脑瘫。我接触过一些痴傻儿童，有老师告诉我，这种孩子有可能在襁褓期间被保姆摔过，造成头部瘀血，长大后要么癫痫，要么痴傻。如果保姆不说出来，孩子太小又不能言语，父母就无从知晓。所以父母选择保姆时尤其要仔细，家政技能是其次，人品最重要。

● 六个月时能独坐

明代医家徐春甫在《胎气禀受不同论》里说：一百八十日尻骨成，能独坐。意思是，孩子出生六个月后，臀部的尾骨长结实了，可以让他学坐。俗语里"三翻六坐"中的"六坐"，说的就是这个道理。

一般而言，绝大部分宝宝六个月时能达到"靠坐"的状态，比如可以倚靠沙发而坐，或由大人抱坐在腿上等，而且坐时有身体前倾的趋势，发育好的宝宝甚至能双手向前撑住独坐。父母可以有意识地加以训练，八个月时宝宝就能坐稳了。

● 七个月时可学爬

200天后是什么状况呢？古书上说："二百一十日掌骨成，能匍匐。"意思是七个月时，孩子的外掌骨已经长成，此时可以爬了。

此时，父母可以多训练孩子爬行。爬对所有的小孩儿都至关重要。通过爬行，孩子不仅可以练习手部和膝部的支撑力，而且可以有效提升运动协调能力，从而有助于大脑的发育，孩子就会变得越来越聪明。

有的父母信奉西方的育儿理论，认为孩子一出生就有行动能力，只是潜能没激发出来，于是在孩子刚出生不久，就天天提溜着，开始锻炼他们的行走能力。殊不知，这正应了老人们常说的一句俗语——"还没学爬，就想学走"。学爬比学走更重要，家长别急于让孩子走路，何况孩子会爬也要等到200天后呢。所以，孩子的生长发育有着内在的生命节律，如果无视客观规律，一味地拔苗助长，对孩子的身体反而有害。

● 周岁时可学走路

小孩儿一周岁时，古人的说法是："三百六十日为一期，膝骨成，乃能移步。"意思是小孩儿的膝盖骨到这时才成熟，家长可以教小孩儿站立行走。

教孩子学走路，有一个必经的过程。刚开始时，可以双手扶着孩子两腋，让孩子尝试着适应站立的状态，毕竟自出生以来，孩子习惯了被父母抱着，忽然一下站立起来，他们也会感觉恐惧。当孩子胆量渐渐大一点时，家长可以扶着他们慢慢走，小碎步都可以。同时，父母要学会放手，让孩子自己摸索，像家中的沙发边、床边，孩子都可以扶着练习，家长在旁边注意保护就没问题。再者，父母不要太急于求成，迟点走路也不要紧，心态上放轻松就好。

● 两岁以前不读书

小孩儿一两岁时，古人讲了这样一段话："憨嬉跳跃是其本性，拘坐则伤脊骨，尤损天柱。如若蒙师，五体皆病。"这句话是什么意思呢？我们可以分两层来理解。

首先我们看看此时小孩儿的生命特性。小孩儿纯阳好动，一时不得歇息，所以"憨嬉跳跃是其本性"，同时这句话非常形象地描述了小孩儿天真活泼、无忧无虑的性情，他们走起路来都是蹦蹦跳跳的。我将这种颠着走的样式叫作"儿童式走路"，可别小瞧了这种走路方式，只有阳气足才会生机勃勃，我们成人很少能这样走路。这就是儿童的本性。所谓"小孩儿不蹦跳，必定有病闹"，如果哪天父母发现小孩儿不爱活动、精神萎靡，那孩子极有可能是病了，应该引起注意。

"拘坐则伤脊骨，尤损天柱"，这时，如果把孩子拘束住，天天强迫他乖乖地坐着，就是损天性，而且会伤到脊骨，伤脊骨就是伤阳气，严重的话，小孩儿的整个督脉都会受到损害，包括脑部的骨头。

此外，小孩儿一两岁时不宜读书学习，古人说："如若蒙师，五体皆病。"意思是这时如果给孩子找个老师，教他识字读书，小孩儿全身都会得病。这是为什么呢？一是我们在上文讲过，此时的孩子"憨嬉跳跃"就够了，如果将孩子拘束住，会伤害到孩子的身体；二是思伤脾，婴幼儿脾胃本就脆弱，此时再强迫孩子读书学习，思虑过甚的话，孩子会得脾胃病。当然有的人先天就有读书的根性，两岁时就十分有定性，耐受力特别强，那也未尝不可。

一般情况下，小孩儿一两岁时，他的任务就是玩，痛痛快快地玩，不可以让他过早读书。从某种意义上说，小孩儿的玩就是学。所谓学习，就是既能获取到某种知识，同时又能够提升自己的人生境界，而小孩儿玩的时候，其实是在模仿大人的生命，在模仿的过程中，他会逐步获得对自我的认知。同时，小孩儿玩耍时状态非常好，他们心无旁骛，非常的执着，非常的认真，从中得到了极大的乐趣。因此，玩是学习的最高境界，能在快乐中学习才是真学习。如果一个人小时候连玩都没学会，那么这个人的一生就缺失了很多的情趣。古人有一个观点很有趣，要判断小孩儿的品行，主要看他小时候玩些什么内容就可以了，比如孔子小时候玩的是俎豆祭祀之礼，这就是孔子的根性啊！

对婴幼儿的教育，我主张"放养"而不是"圈养"。小孩儿一两岁时，玩耍嬉闹是孩子的本性，孩子就应该在无拘无束的环境下成长。这恰好与传统文化中"守时守位"的理念相吻合，即该做什么的时候就做什么，该玩的时候就玩，该学的时候就学。

现在，越来越多的家长焦虑于孩子的早教，总怕孩子学晚了。但怎么不想想自己是几岁开始记事的？自己是多大开悟的？自己的成功是否都与学习有关？……再说了，学习是一辈子的事啊，着什么急呢，一个阶段有一个阶段的事，一个阶段有一个阶段的理解能力，一个阶段有一个阶段的悟性，又有多少天才是急出来的呢？！

呵护日常起居，让小儿养精蓄锐

● 少洗澡

现在的孩子，从出生的第一天开始，就天天洗澡。我在医院隔着玻璃门见过，医生一只手托着孩子的小胸脯，另一只手拧开水龙头直接冲，因为小脐带还没掉，一般都是倒着冲，冲后背。我总担心是冷水，心疼孩子，那么小怎么受得了？后来得知是温水，才稍许放下心来。

古代的胎育智慧是让孩子少洗澡。其实，小孩子洗澡可以增加他的代谢，但不要洗太长时间，托住孩子的后脖颈，在温水中洗洗就可以了，然后换上简单的棉布衣服，孩子就很舒心了。剖宫产的孩子洗后要多用大毛巾擦擦身体，再裹上孩子轻轻挤压几下，增加孩子的皮肤感知力。

- 多睡觉

中医认为，心主神明。小孩儿天机活泼，无所用心。不用心，则心血不耗，累了马上就能沉睡，沉睡方能大养身体。

小孩儿应多睡，小孩儿的睡枕也很讲究，可以用新绿豆，或喝过晒干的茶枕，其清凉，可去胎毒、热毒。

- 忌勤抱

生养儿女，不可不爱惜，也不可太过爱惜，爱惜太过反而有害。比如小孩儿新生，不可以一听见哭声就抱起来，清代唐彪在《教女遗训》中这样说："小儿初生，勿勤抱持，裹而置之，任其啼哭可也。"意思是婴孩出生不久，家长不要总抱在怀里，只要将孩子包裹好，放在床上就可以了，小孩儿要哭就随他哭会儿。

是不是古人就不爱惜孩子呢？答案当然是否定的。古人的做法蕴含着深刻的医学道理。中医认为，啼哭不仅无害，反而有利于婴幼儿的健康，因为啼哭也是小孩儿锻炼身体的一种方式。

首先，新生儿的肺功能尚不完善，而肺在五声里对应哭，因此，新生儿的哭其实是在锻炼肺气，可以强化肺功能。

其次，如果我们留心观察，会发现小孩儿哭时有个很有趣的象：使劲踹着脚嚎啕。不明就里时，还以为他们受到多大委屈呢。实际上踹脚蹬腿也是一种锻炼。在踹脚蹬腿的过程中，新生儿把从娘肚子里带来的湿滞给宣散出去了，即"宣达胎滞"，起到了清火泄热的作用。

当然，父母要学会聆听，慢慢琢磨孩子的哭声，辨别是真哭还是假哭。如果是真哭呢，有可能是饿了，也有可能因为孤独寂寞，还有可能是生病了，有经验的父母可以细细分辨。

假哭的一个特点是不流眼泪。别看孩子蹬腿嚎啕，动静挺大，如果眼泪都不流，只是一声接一声地"哇哇"大哭，这其实是在跟大人打招呼呢，"我是小神仙，你们快来伺候我呀"。如果大人没读懂，他们会哭得更厉害，这就相当于在发脾气了。中医认为，不流眼泪就说明没动情，不动情就不伤身体。人之所以生病，一个很重要的原因就在于太动情而导致体内瘀滞，像生活中性格大大咧咧的人，一般来讲身体相对好些。所以小孩儿哭的时候，大人先观察观察，如果只是在锻炼身体，我们就别打搅了，让他们哭哭挺好。

古人主张"勿勤抱持"还有一个原因是母怀郁热。新生儿本是纯阳之体，如果总是被母亲抱着，就会热上加热，容易有疾患，会损害健康。

● 防惊恐

现在的年轻妈妈大多工作压力大，精神容易紧张，加之在婴幼儿调护方面缺乏经验，所以照顾孩子时，往往做出一些莽撞的事情而不自知。

举个例子，小孩儿一出生，父母欣喜之余最关心孩子的健康问题。孩子的视力是否正常？通过转来转去的小眼珠可以判断。孩子的听力怎样呢？有的家长就学习一些所谓西方的科学方法，比如猛地关一下门，看小孩儿是否扭头朝向门的方向看。诸如此类的方式，父母用着便捷，实际对孩子的伤害却特别大。因为此时小孩儿囟门未合，处于"精神未全"的状态，五脏的神明都没有定住，魂魄也没有完全固摄，这时如果"嘭嘭嘭"地使劲关门，或者大声吼叫，一定会吓着孩子，伤到孩子的魂。而中医认为，魂在五脏里对应肝，肝在五色里主青。所以受到过惊吓的小婴儿脸上有个象，就是山根部位（位于鼻子根部，在两眼之间，是鼻子的起点）呈青色，或山根两边可以看到青色的脉管。

观察到小婴儿受到惊吓后，我们要先分析原因，如果是大人无意识的过错，就立刻改正错误，同时精心调护婴儿的饮食，气血足了，魂魄就能够定住，惊吓的症状也都能够消散，家长也不必过度忧虑。

试探孩子听力是否正常，古人有个非常精妙的发明——拨浪鼓。在中国传统的庙会上，家长都喜欢给小孩子买个拨浪鼓玩。拨浪鼓在现在的市面上也都有卖的，家长可以买一个。拎着小鼓，在孩子身边咚咚咚地摇荡几下，看孩子是否顺着声音转头就可以轻松测试听力了。

波浪鼓还有一个好处，鼓音主生发。古代打仗前，一定要先敲鼓，鼓能振奋士气。等要收兵的时候要鸣金，就是敲击金属物，叫鸣金收兵，因为金主肃降之气。对于小孩子来讲，如果脾弱的话，还会出现一个症状——经常会昏昏欲睡。这时其实不用吃药，就用拨浪鼓在孩子身边常摇晃摇晃，就能慢慢地使孩子体内的气机生发起来。

四

告别病痛——平安就是福报

中国人现在最怕孩子病倒，所谓"病一个倒全家"，意思是孩子一旦生病，不仅爸爸妈妈着急，爷爷奶奶、姥姥姥爷也着急，整个过程都可以拍一部大片——"全家总动员"。俗话说："没有内急不感外寒。"当孩子病好以后，全家六个大人几乎都得轮流病一遍。

孩子生病，家长也心焦。本节重点围绕小儿疾病谈几个方面。

停止乱服药，养好脾和胃

所有的父母都要小心一个问题，别给孩子乱服药。孩子的脾胃功能原本就脆弱，药的性质又普遍偏寒凉，乱服药会损害孩子的脾胃，进而损伤孩子的神明。

小孩子神明纯粹，没有世事的熏染和干扰，不会产生情志上的瘀滞。正常状况下，小孩子的病多半都是喂养不当引起的脾胃问题。有的小孩儿总在周末发烧，就很有可能是吃撑了或是吃的东西不恰当，又或是衣服穿得不当，从而伤了肺、伤了脾胃造成的。因此，但凡孩子生病，我们主要从脾胃着手医治就不会有大问题。

比如咳嗽，这是一种小孩儿常见病，家长不要轻易上药，如果滥用、久用抗生素，就容易转成哮喘。前些天我遇到一个朋友，他的孩子每年都犯咳嗽，一咳嗽就送医院输液，每年都要折腾好长一段时间，到现在都没治愈，小孩儿看起来面黄肌瘦，吼喽带喘的。

我个人对他的建议就一条：先把药都停下。因为肺主皮毛，咳嗽本来是肺受寒，此时需要宣散的药，小孩儿只要还有劲儿咳嗽，说明他身体还有宣散的能力，滥用抗生素则是将风寒使劲往里憋，而且还不停地调孩子的元气，病情自然越来越严重。

停药的目的一是停止乱服药给孩子身体造成的伤害，二是人体有自愈能力，是能够克服疾病的。自愈能力是人体最宝贵的功能，只要身体强壮了，有些疾病自然就消掉了。所以停药以后，随着孩子的成长，家长不断督促孩子锻炼身体，好好吃饭，把脾胃调理好，身体就会变得强壮，疾病也会自动远离孩子。

懂得医理很重要，汉代医圣张仲景有句话说得特别好，叫学医"上以疗君亲之疾，下以救贫贱之厄，中以保身长全，以养其生"。意思是通医学的话，对上可以治愈亲人，对下可以帮助劳苦的人，在中可以自己养生。这里我想特别强调一点，如果父母懂得医理，再遇到孩子生病，就不至于手足无措地乱用药，这样孩子健康，父母也心安。

富家儿多病，贫家儿多安

中国有句老话，叫"富家儿多病，贫家儿多安"。说的是家境殷实的孩子衣食无忧却多病多灾，贫贱人家的孩子缺衣少食反而平安健康。这话听起来似乎与常理背道而驰。果真如此吗？让我们来细细考究一下。

富家物质条件优越，孩子想吃什么就吃什么，想吃多少就吃多少，这样就很容易吃得过饱。穿的方面也是同样，什么高级穿什么，能穿多少就穿多少，这样就很容易穿得过暖。前文我们讲过，过饱和过暖对婴幼儿的身体健康有害。所以，古时富家的孩子多早夭。贫家呢，因为家境贫寒，小孩儿的温饱可能都成问题，吃也吃不饱，穿也穿不暖，风风雨雨，恰巧守了"三分饥与寒"的古训，反而茁壮成长起来。

从孩子秉性上来讲，贫家孩子一般"少欲寡怒"，也是因为家庭穷困，孩子从小对物质没有过多的欲望，同时父母也不会过分宠爱孩子，孩子即使遇到不如意的事情，也不会肆意发怒。中医医理认为，怒伤肝，少发怒的话，肝病也少。富家的孩子生来便尽享安逸，容易个性骄纵、使性弄气。我认识一个人，他家三个孩子配了六个保姆，还分早晨、晚上、生活、做饭等诸多工时、工种。我就纳闷，至于吗？其实三个小孩儿配一个保姆就够了，只要天天跟着孩子，摸透他的脾气禀性，然后因人而异，就可以培养孩子良好的性情和习惯。再说了，孩子一多就会大家一起玩起来。六个保姆看似分工明确，好像流水线生产，这样不仅不人性化，而且临出事时，反而容易出现六个人互相推诿，谁也不负责任的状况。此外，排场大了，孩子个性骄纵奢逸，稍不如意便大发脾气，易动怒则伤肝，对身体也不好。

如果小孩儿生病了，富家动辄寻医问药，极易被庸医所伤，反而损害孩子身体健康。穷家的孩子无钱少药，就靠自然喂养，病却常常会自动痊愈。前几天我刚听到一件事，感到特别气愤。我的一个朋友，孩子刚读初中，但个子比同龄人矮，听说增高针可以长个，他不惜巨资带着孩子就上医院了。并且一打就是一年。我很担心，告诉他说，如果明年到医院去检查，孩子的脑垂体肯定会得病。因为人的身高与脑垂体的激素分泌关系很大。增高针的功效就是刺激生长激素的加速分泌，这样就打乱了人体的平衡。结果朋友说今年已经查出来脑垂体有病了。关于增高针，我还想补充一点，打了针也许能长个，但如果不打，孩子照样能长，因为孩子现在正处在生长期，今年不长，明年就可能长了，只是早长晚长的问题。

再者，即使孩子个子长不高，也没有多大关系，孩子能不能成才，取决于多种因素及自己的意志力，跟个头高矮没什么关系。而且啊，父母们要明白，贵的不一定就是好的，便宜的未必是坏的，我们就别没病给孩子找病了。

贫家的孩子还有一个好处，当孩子尚在母腹中时，因为母亲经常劳作，气血动用，胎儿的形体就充实，出生以后孩子的身体也结实。而且，怀孕期间贫家的母亲经常劳动的话，生产时都会很顺畅，不容易难产，这点在《临产》一章中我曾重点讲过。富家则正相反，孕妇总是养尊处优，注重营养和休息而轻视劳作，容易生巨大儿，最后造成难产。

身心齐减负，远离白血病

近年来，患白血病的小孩儿渐渐增多，且多半是"富宝宝"，其具体成因很复杂。

从中医医理上分析，白血病是脾和肾的病。这种病是因脾肾功能虚损所致。这么说的道理何在呢？因为肾是主藏精的，所以它主骨髓，如果肾藏精的功能出现问题，那么骨髓的造血机制就会出现一系列的问题；脾是统摄血的，骨髓造血的功能和脾的统血功能密切相关，而且脾气强才可以充盈精气，只有精血合一，血液才健康。当精血不合，就会导致血液病，白血病就属于血液病的一种。

白血病患者会出现白细胞过多，这是肾精外越而收不住，肾主藏精的功能失灵的象。

从生活习性上分析，白血病的致病原因主要有几点：

（1）孩子的父母在怀孕前可能元气亏损，导致生出的孩子先天不足。

（2）患者有滥用药的历史，用药过度和用药不当会造成白血病。

（3）因忧思伤脾，导致得白血病。

这就提醒家长，首先不可动不动就给孩子乱服药，包括我们成人用药也须谨慎。像有些家长总担心营养不够，爱买合成维生素给孩子吃，对此，我的建议是还不如好好吃饭，先把食物中的营养都吸收了，因为胃生气血，脾胃培养好了，其运化功能增强了，人体才有能力抵御病魔侵袭。况且现在食品安全是个大问题，谁也不敢保证任何营养品都是安全的。

再有就是不能过分逼迫孩子，给孩子订很高的学习目标。望子成龙固然好，但如果孩子不是龙，再逼也没有用，逼出病来后悔不迭。另外，家长过分溺爱孩子也是一种强迫，任何过分的情感都是对人身心的伤害。总而言之，最好的情形是大人要快乐地工作，孩子要快乐地学习，无论成龙成虫，都快乐自在，都有好的心态，这才是人生真谛。

管好嘴和腿，告别肥胖症

生活中，我们身边的小胖墩越来越多了。前不久，扬州市相关机构在每年的例行体检中，发现一个惊人的数据，肥胖儿童的比例竟然超过了6%，短短八年就翻了两倍。扬州的检测结果并非个案，恰恰是我国儿童肥胖问题的一个缩影。近年来，儿童肥胖已成为普遍现象。

大部分家长对儿童过度肥胖缺乏警惕，他们往往认为孩子还是胖点儿好，还说"总比什么都不吃，变成'豆芽菜'要好吧！"有的父母还常常以孩子"壮实"为自豪，并且以此为资本向亲朋好友夸耀。其实在小儿肥胖的表象下，潜伏着巨大的隐忧。糖尿病、脂肪肝、高血压等原本是成人高发的疾病，在儿童中的发病率越来多，西医认为其直接原因就是肥胖。其实，所有疾患的真正原因是孩子的元气变虚弱了，由于压力大，抑郁寡欢，活动变少而导致元气虚弱，由元气虚弱导致了脾肾肺等功能下降，从而出现肥胖、少儿糖尿病、脂肪肝、高血压等。

单纯的小儿肥胖，一般都与营养不均衡和缺乏锻炼这两个因素有关。针对这两个要点，找到对应的方法，我们就能帮助孩子塑造健康的体形和体质。

● 孩子的病多是吃出来的

（1）适度喂养

现在的孩子几乎全是独生子女，家长唯恐"小皇帝"吃不好，三天一汤，五天一补。

家长教育孩子时，普遍有这样一种心理：孩子啊，我让你吃好喝好，作为回报，你给我学好就行了，咱俩各司其职，算是扯平了。于是乎，家长拼命给孩子吃好的，以为这样就尽到了父母的责任。

常常有家长向我咨询，能否让孩子每天吃一根海参。遇到这种问题，我总是无言以对，倒不是理屈词穷，而是觉得这些家长不可救药。确实，海参是补品，可以大补气血，对诸多疾病都有预防和改善作用，可是难道成人认为好的食品，对小孩儿就一定好吗？海参不适合三岁以下的小儿吃。因为宝宝的阳气很盛，大补的东西多数是补阳气的，这样会使宝宝上火。

父母的过度喂养是导致孩子营养过剩的元凶。营养过剩又是造成小儿肥胖的重要原因。

纠正营养过剩很简单，给孩子吃五谷杂粮就足够了。因为五谷杂粮生机最旺，小孩子也处在生机最旺的时候，两者正好相配。关于五谷杂粮的养生功用，我在本书第一章已有过详细讲述，大家可以翻到前文读一读。

（2）均衡营养

吃肉不过量

传统文化不提倡小孩儿吃肉，古人认为吃肉容易过早激起性欲，而且小孩儿脾胃虚弱，肉类食物不易消化吸收。这点前文我已讲过。

现在很多父母在孩子一岁多就开始喂肉类食物，我有一个朋友，宝宝不到两岁，一吃饭就叫"肉肉"，尤其爱吃鱼肉，现在体重已达三十多斤。

家长普遍认为肉类营养价值高，在婴幼儿时期就培养、纵容孩子吃肉，导致近些年中国家庭的餐桌出现了一道独特的风景，大部分小孩儿无肉不欢，蔬菜压根儿就不碰。

肉类食品脂肪含量高，容易储存在体内，导致孩子肥胖。此外，肉类食品中有些本身就是垃圾食品，对孩子健康有害，比如颇受孩子欢迎的炸鸡腿，对孩子的身体只有伤害没有好处，因为鸡为阳物，是发物，只能炖不能炸，炸只会增强鸡肉的火性。

家长可逐渐通过恰当的方式，调整孩子的饮食结构，达到均衡营养。平时，可以将蔬菜和肉一起烹煮，以肉的香味作引子，提升孩子对蔬菜的兴趣，或者尽量把蔬菜做得美味可口，再或者干脆控制孩子的食肉量。

零食别太多

常有人感叹现在的小孩儿很幸福，是啊，由于物质的极大丰富和家庭经济的宽裕，孩子们想吃什么就有什么，其中尤以琳琅满目的零食最令人目不暇接，薯片、虾条、方便面、巧克力、话梅、糖果……应有尽有，哪一样不是孩子们的最爱呢？在尽情满足孩子的同时，家长需要知道，吃零食也有讲究。

孩子们大都偏爱油炸膨化类食品，像薯片、虾条、方便面等，这类食品脂肪和热量都很高，易导致小儿肥胖。

中医认为，脾在五味里对应甘，小孩儿脾虚，尤喜甜食，比如话梅、糖果、碳酸饮料等，特别是巧克力，不仅含糖量高，而且热量高，小孩儿过度食用此类零食不仅增加了蛀牙的危险，还容易损害脾胃的消化吸收功能，造成肥胖。

吃零食过多的小孩儿通常不吃或少吃正餐，一是正餐不如零食有诱惑力，二是小孩儿吃零食都已经吃饱了。没有了正常的一日三餐，小孩儿吸收不到水谷精微，长此以往，生长发育都会受到极大影响。

有些天然绿色零食，是孩子成长所必需的，像蔬果类、坚果类，家长可以有意识地引导孩子多吃此类食品，作为对正餐营养的有力补充。对坚果类零食，家长要小心看护，不要让孩子边玩耍边吃，否则容易梗塞食道，产生危险。

冷饮要控制

相当多的小孩儿爱吃冷饮，雪糕、冰棍、冰激凌、冰镇饮料……花色品种繁多，可以轮换不重样地吃，他们不仅炎夏吃，一年四季都吃。西方电影里常见这样的镜头：某种特定的情境下，主人公走向冰箱，取出牛奶之类的冰品，随手打开即仰脖而饮。每每看到这样的场景，我总不免下意识地替他们担心，冷饮对身体的伤害太大了。

冷饮的危害，我平日授课时，以及在《从头到脚说健康》一书里都进行过多角度的讲述，冷饮可导致痔疮、过敏性鼻炎、湿疹、皮肤瘙痒、阴虚盗汗、青春痘等多种病症。

冷饮也是肥胖的诱因。一是冷饮大半是甜品，糖分高，易致肥胖；二是很多冷饮属奶制品，或含巧克力，高脂肪、高热量，易致肥胖；三是冷饮性寒，寒气入脾胃，导致脾胃湿寒，中医认为，这些寒湿瘀滞在体内，易造成肥胖。

孩子脾胃虚，嘴巴馋，天性喜欢尝百味，但他们还小不懂事，做家长的不能眼睁睁地看着冷饮把孩子身体给毁了。

我对自己孩子喝冷饮是下了狠心的，儿子再怎么反对，一概没用，坚决不让喝。记得儿子第一次接触到冷饮是在一个婚礼上，当时小朋友们围成一桌，服务员给斟好冰镇可乐，儿子一口喝下去，激动地说："天下还有如此美味，这是什么啊？"小朋友都笑话他孤陋寡闻，连可乐都不知道，儿子当时不到四岁，已经有了强烈的自尊心，他立马跑到我身边，跟我宣布："妈妈，以后我天天喝可乐！"怎么办呢？既不能让孩子形成喝冷饮的坏习惯，又不能伤孩子的自尊心，略一思索，我拽着儿子，来到了小朋友的餐桌前，让服务员把桌上的饮料统统撤掉，换上白开水，小朋友们惧怕大人的权威，都不敢吱声，儿子讪讪地自嘲："做医生的儿子就是这么可怜啊……"他也曾报复性地对我表达过："我将来有了小孩儿就天天给他买冰激凌……"我心里暗笑，他将来会比我会更严厉地阻止他的孩子吃冷饮，因为人从小被立的规矩一定铭记终生。渐渐地，儿子已经自觉地只喝白开水啦。

家长千万不要纵容孩子吃冷饮，让孩子从小就养成少吃甚至不吃冷饮的习惯，帮孩子积精累气，给孩子一个健康的身体和光明的未来。

● 让运动伴随孩子的成长

英国人形象地将那些成天坐在沙发里看电视的胖人称为"沙发土豆"。近年来，我国的小胖墩，即"沙发小土豆"日渐增多。

很多小孩儿放学回家后，习惯动作就是往电视电脑前一坐，而且久久不愿挪窝，哪怕吃饭时，也会探着身子、扭着脖子偷瞄电视电脑的屏幕。尤其寒暑假，父母上班无暇他顾，将孩子顺手推给电视电脑，让电视电脑充当孩子的保姆，以为万事大吉。

现今，电视节目、网络游戏等各种新兴娱乐媒介层出不穷，大人不免沉溺，更不用说年幼的孩子，哪里经受得住魅惑？这种教育方式的危害姑且不论，单说缺乏运动而产生的这些"沙发小土豆"，就令人忧心。

一旦发现孩子沉迷于电视电脑，家长要及时阻止，重要的一点是以身作则。俗话说"身教重于言传"，父母自身做到少看电视，不打网络游戏，不在网上闲逛，即使因工作之需而使用电脑，也可以跟孩子讲明白，这样，孩子的习性受到良性熏陶和引导，就会逐渐远离一些无聊的消遣。

孩子运动量不足还与现阶段的邻里关系有关。我们生活在都市的钢筋水泥中，家家一扇防盗门，看人都通过猫眼，邻里之间老死不相往来，甚至连对门姓甚名谁都不知道。不像原来住四合院，谁家有个头疼脑热，全院的人都会嘘寒问暖，邻里之间特别和睦。现在的小孩儿回到家，防盗门一关，同时也将精彩的世界阻挡在外，这种独居的生活模式让他们内心寂寞，缺乏朋友。我小时特别爱玩，每天与小伙伴一起，不玩到天黑绝不回家，每天晚上，母亲都会隔着窗户大声喊："该回家吃饭了！"至今，这个场景仍然令我记忆深刻。

以前的孩子玩的游戏很多，跳房子、丢沙包、丢手绢、滚铁环、弹玻璃球、老鹰捉小鸡……可别小瞧这些游戏，作用大着呢，既可以锻炼身体，又能培养孩子的沟通协调能力，完善人格，比如跳房子，分成组别进行比赛，能够潜意识里训练孩子集体竞争的意识，比如老鹰捉小鸡，可以培养孩子团结协作的能力。现在的孩子已经很少玩此类游戏了。幼儿园、小区里有一些游乐设施，像电动车、组合滑梯等，这些现代工具都注重个体锻炼，很少涉及人际交流。

现在小孩儿的运动天性从小就受到抑制。一是现代社会关系复杂，小孩儿在外面玩，家长总担心孩子的人身安全，怕被坏人骗走；二是由爷爷奶奶、外公外婆照顾的小孩儿，容易胆小怕事。比如爬树这件事，即使小孩儿出于游戏和冒险的天性想爬树，老人也会制止，"不能爬啊，会摔着的"，小孩儿只能作罢。这样的小孩儿还会养成一个习惯，总担心别人摔倒，平日跟妈妈一起走路时，还会主动关照："妈，您可别摔倒。"这不正是老人天天在他耳边念叨的话吗？孩子懂事自然不是坏事，但如果因此而欠缺一种开拓的精神，我以为对孩子的成长不利。

家长有意识地培养孩子锻炼的习惯。晚饭后，带孩子出门转转，比如慢走，即使运动量不大，能够活动活动筋骨，也很好。周末或节假日，家长可安排时间陪孩子打打球、游游泳。小孩儿生机旺盛，在成长的过程中，伴随着适当的运动和锻炼，减肥并不难。

学望诊推拿，做孩子最好的医生

● 小儿望诊

小儿科古代称作哑科，因为小儿有病，口不能言；气血未定，脉理难凭；所以全看医生眼力辨别症候。古人因此发展出一套望诊的学问。

小儿无所用心，绝少七情致病，大多从"饥、寒"二字上得病，比如肠胃柔脆，容易伤食；皮毛不紧，易受风寒。所以，小儿病在古代也不是很复杂的问题。

但现在又有些复杂了，为什么呢？一是现在养育上出了问题，比如剖宫产多了；母亲亲自哺乳的少了；早教提前到母腹了；孩子活动得少了……二是医药太过度使用了，小孩儿吃的药太多，脏腑就乱了。

无论如何，父母懂一些望诊的知识总不是坏事，有助于甄别小儿病理。下面讲一下中医望诊的几个常识。

（1）察五部之色

小孩儿的病，当先从面部气色观察他。

五脏之病在面上的表现，即与五部的对应关系为：额属心，颏属肾，鼻属脾，左腮属肝，右腮属肺。平时要多注意五部的五色变化：如果面青是惊风之证，小儿肝魂不定，易惊风，天庭青暗主惊风，红主内热。印堂青主惊泻。鼻赤主脾热；鼻黑胃气衰败，大凶；左腮发赤主肝经有热；右腮发赤主肺热痰盛。承浆青主惊，黄主吐，黑主抽搐。

最主要的是，面青主惊风，面赤主火热，黄色主伤食，白色主虚寒，黑主痛。

五脏与五色的对应关系表

五脏	肝	心	脾	肺	肾
五色	青	赤	黄	白	黑

（2）食、渴、便辨证

小孩儿的病，要问三项：①能吃不能吃；②渴不渴；③二便通不通。如发热、无汗，病在表；内热、便硬，邪在里。昼烦夜静为阳证，昼静夜烦为阴证。胃壮者能食，胃弱者不能食。胃燥的干渴，胃湿盛的口不渴。便稠黏，秽气难闻，为内有滞热，小便清白为虚寒。

（3）读肢体语言

正常小孩儿肚子绵软，手足温暖，头如青黛，唇如朱点，纵哭无多哭，虽眠不久眠。小孩儿不会装病，五脏有病都会在体表有表现。比如肝主风，小儿肝风一动，会哭叫烦闷；心主热，心病则惊悸不安；肺主气，肺病则咳嗽多嚏；脾主困，脾病则吐泻、嗜睡；小儿肾精不足则先天虚弱。

小孩儿气乏，则囟门塌陷；血衰，则头发如黄穗；脾冷则哈喇子多。

如果耳梢冷、尻骨冷、四肢冷，为痘疹欲发的症候。如单指稍冷，气血不足，恐发惊痫。小儿无故皱眉曲腰啼叫者为腹痛，两耳常热红，有风热。

● 小儿推拿

小儿的病大多从起居饮食上得，所以小儿病不要急于上药，也不宜针灸。多服药，易气血衰，多针灸，则破肉、损筋、败胃、坏肠。对小儿病，大人要怜惜之，抚摩之。再说，人体有自愈能力，小儿处在生长发育的快速期，很多的问题随生长过程可以解决，如果越俎代庖，妄下医药，有时难免弄巧成拙。

小儿病还有个特点，就是按《伤寒论》六经辨证治疗的话，一定会很快走到太阳经，病愈的表现可能是高热一次，好把病邪彻底带走，而父母一见小儿发热，便方寸大乱，这样每每功亏一篑。所以治疗小儿疾患的最稳妥的方法还是按摩、推拿。

针对小儿的三种常见病，我介绍一下中医常用的几种家庭治疗法。

（1）推三关，治脾胃不和

从小儿尾闾处沿脊柱上推，一边推一边提拉，至大椎穴，然后从上摩下。每天三次，可肥壮小儿，脾胃大开。

脊柱是督脉，主气，阳气足，则全身运化。从尾闾到肾腧（腰部）是尾闾关，从肾腧到大椎是夹脊关，从大椎到后脑是玉枕关，背后三关对人体健康非常重要，无论大人小孩儿，常按摩，身体强健。

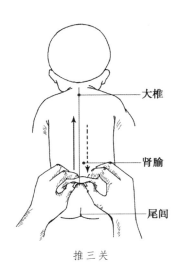

推三关

（2）揉肚子，治肠胃不舒

小儿的肚子一硬就是不好的征兆，要么大便干结，要么发烧。所以要勤揉小儿肚腹，如揉面状，或按摩他的肚脐，左右旋转72次，再从心口向下推至小腹。

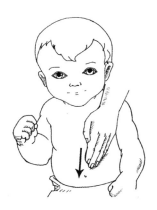

揉肚子

人背后有三关，胸前有三焦，三焦通畅，三关运行，人就气血平和，无病。所以，常揉腹，常推背，是养生大法。

（3）擦葱姜汤，治慢惊风

小儿流涕昏闷，大人可用葱姜汤蘸指，先擦洗鼻孔，以通脏腑之气。然后在小儿鼻孔两边擦洗数十次，由鼻梁再推至山根，上印堂，再分抹眉额，至两太阳穴。可治疗一切寒热感冒，及按揉脑后风池穴，令小儿大哭，出汗，热退。然后用柔软的干布擦小儿头面和身上的汗，不要招风。

（4）小儿高热怎么办？

小儿高热是最让父母担心的了，就怕小儿抽风。小儿高热时，一定要先辨别病证：如果是简单的外感，就用鲜姜2片，葱白1茎，大枣2枚煮水喝（量的问题随年龄和体质而变化），以出汗为愈，多注意休息。如果是食积，且不大便，就把鲜姜换成药店的干姜10克，煮好晾凉后再加点童便做药引子，因为干姜主里，鲜姜主表。

这只不过是权宜之计，如果父母能略通医道，会开《伤寒论》中的方子，就更地道了。如果是呕吐兼高热，或出疹子，自己拿不准的话，还是要求助于医生。

周岁前的小孩儿喂不进去药汤怎么办呢？母亲可以把羹匙放在大哭的小孩儿嘴里，不要急于撤出羹匙，等小儿吞咽下去后再拿出，否则小宝宝会吐出来。还有些小药对孩子也不错，可以在家里常备，比如王氏保赤丸、小儿至宝丹等，很方便小儿服用，但要对症才好。

——第七章——

幼儿教育——孩子优秀，父母成就

◆孩子未来是否成功看两点：一是体魄强健，二是意志力坚定。

◆早教要看孩子"根性"。会玩的孩子会学习。

◆父母很重要，但父母一不能拔苗助长，二不能越俎代庖。

◆在孩子年幼时，家长大可不必每天盯着考试成绩。培养孩子良好的学习习惯才是教育的重点。

◆孩子都是带着自己的口粮来的。

一

父母与孩子相互成就

　　自 20 世纪 80 年代我国实行计划生育的国策以来，新组建的家庭基本上都只有一个孩子。这些孩子大多很寂寞，内心比较孤独，不像过去的孩子，家里都有两个三个。而且过去居住条件没现在好，像六七十年代的北京，人们大多都住筒子楼或四合院，一个小孩儿一招呼，呼啦出来一堆孩子一起玩，孩子们过着一种"群居"的生活，在偏自由和偏"野蛮"的方式中快乐成长。

　　现在的孩子出现了很多共性问题，比如中性化、早恋、沉迷于虚拟世界、过于自我、沟通能力差、抗压能力差等。作为家长，会觉得无从下手，难以管教。这其实不只是孩子自身出了问题，也是家长出了问题的表现。

　　孩子优秀与否，跟家长的作用密不可分，正是由于家长在很多知识方面的缺失，导致了不会管、不敢管或矫枉过当的情况。本章我们就试图从多个角度来帮助年轻的爸爸妈妈们走出困境，塑造一个从做人到做事都优秀的孩子；同时，家长也可通过教育孩子的过程，重塑自我。

养儿才知父母恩

　　很多人都喜欢孩子，那孩子对于大人的意义究竟何在呢？

人们常说，孩子是爱情的结晶，有了孩子的家庭才能真正享受天伦之乐。这是一种自然法则，是生命的一曲欢歌。

另外，从某种意义上讲，每一个孩子与生俱来的智慧是很高的，尤其是三岁之前的小孩儿，非常灵秀，他们在性情等方面的表现，会给我们的人生带来很多的感悟。所以，孩子其实对于大人的成长来讲至关重要，他可以让人重新认识自我，了解自我，感悟人生，洞晓天地之道。

通过孩子，大人可以"重新"生活一次，这是孩子给了大人一次重返孩提时代和童年时代的机会，是一种极具乐趣的体验。比如，有的人小时候没玩过的玩具一直梦想有一天拥有，这时就通过孩子，圆了自己多少年的梦。

俗话说："养儿才知父母恩。"这话是一点都没错的。太多人都是自己生了孩子后，通过一把屎一把尿地养育孩子的过程，才真正体会了做父母的不易与艰辛，从此才开始真正理解了自己的父母，开始更加孝敬他们。甚至很多与父母多年关系不和的人，都是因为自己生子后感悟到了"百善孝当先"的缘由所在，与父母重归于好。

这些都是孩子能给予我们的。从某种意义上说，孩子带给大人的快乐远远超出了大人能给孩子的。

幼教从何入手？

作为家长，我们能给孩子什么呢？这是我们这些做家长的应该好好思考的一个问题。

首先，当然是生命，但仅仅赋予他生命是不够的，我们还要养育他，教育他。

关于幼儿教育，古代有一句顺口溜：教妇初来，教儿婴孩。意思是说新媳妇一进门，一开始就要给她上课，立好规矩。有的人会说，我先爱她两年，再教育她，但古人认为那样做就晚了，习性已定，无从改变。为什么现在的儿媳妇都不好管呢？现在结婚晚，女人的思想都很成熟了，自然独立自主了。古代女性一般二十出头就出嫁了，什么都不懂，进门后让她干什么干什么，所以叫"教妇初来"。要想教育好孩子，也要趁早，从小就开始教育，这样"人之初，性本善"，好培养。

教育该从何入手呢？我认为，我们目前的教育有误区，基本上把所有的重点都放在了学习上，而不是人格和人性的培养上。父母教育孩子时，学习成绩应该是其次的，最重要的一点是教育孩子做一个好人。

什么是好人？第一，身体健康；第二，性情温良，恭俭礼让。此点我在本书的《胎教》一章有过讲述。中国重儒家思想，尤其是山东，是孔孟为代表的儒家文化的发源地，礼仪之邦的文化传统在山东省保留得比较浓郁。在教育孩子时，那里的家庭普遍强调要守规矩，明晓待人接物之礼，在人情上历练孩子。这就是在培养孩子的情商，而不单纯只是注重智商。

未来社会的竞争会越来越激烈，谁会是最后的成功者？——是那些意志力更强、更有定性的人。意志力的培养就在于要从小开始，一旦形成，终生受益。

未来年轻人的竞争还会体现在体魄上。因为竞争激烈，工作压力大，体魄强健的人抗压能力就相对较强；而那些身体羸弱的人，加一次班都有可能病倒，做事必然半途而废，难以坚持。

协调能力的培养也很重要。现代社会，电视、电脑网络等多媒体技术与工具十分发达，人与人之间的沟通渠道日益增多；但从另一方面来讲，孩子们从小就整天跟电视电脑打交道，跟人的接触太少，生活越来越虚拟化，导致在情商方面出现诸多问题。现在很多90后、00后的年轻人当面沟通的能力很差，不会看着对方的眼睛说话，要么紧张得张不了口，要么根本不注意对方的表情自顾自地絮絮叨叨。这都是从小缺乏沟通能力、协调能力培养的结果。

很多家长以为，只要给孩子足够的钱，能够送他们到国外读书，就大功告成了。其实这种方式隐患很多。我认识很多到国外读书的孩子，出国前压力就很大，因为父母的期望值太高了，甚至有的得了抑郁症；到了国外后，陌生的环境，孤独寂寞的生活，文化的冲突，都会造成孩子的身心出现问题，最终不仅学业不能坚持，钱财也打了水漂。

还有一些人，因为工作节奏快，他们不得不长期沉浸于繁忙的工作中，心态逐渐出现问题，易怒，爱发火，控制不住情绪。所以，我一再强调，孩子的问题一定要靠孩子自身去协调，从小就应该培养孩子的协调能力。

父母是孩子最好的老师

父母是孩子重要的引导者，孩子的教养反映的是父母的德行。

人类是通过讲故事的方式来传承思想和文化的，故事怎么讲就显得非常重要。比如父母在家的说话方式、评介他人的态度，对子女的影响非常大。

前几天我看到一句特别感人的话，我很想与读者分享一下，"恶恶止其身，善善及子孙"。我觉得这是一句能够解决我们人生很多的大问题、教会我们如何做人的一句话，甚至能够促进社会更加和谐。

"恶恶止其身"，就是谈论别人的错误和缺点，一定是只对个人而言。比如我对你有意见，我就只跟你说，绝不跟第二个人说。我跟你说的原因是我希望你能改正自己，希望你好我才跟你说。我要是不希望你好，我就不告诉你了，你这个坏缺点就会一直保存下去，你不会得好结果。

"善善及子孙"，这就是我们做人的原则。比如你有优点，我一定要不断地对你的后人真心地赞美和讲述，比如当年你奶奶多么的善良，多么的有智慧……一定要不断地说。这是在教育他们，教他们学祖辈的好。这是古人在教化我们，坏的东西到他自身就完结了。

尤其是女人，一定要改变一些恶习，不要把别人的缺点四处宣扬，这样做于己于人都不利。心理的阴暗一定会带来生活的阴暗。所以做人要阳光，当你把这种阳光心态耳濡目染给小孩子时，他的未来一定会很阳光。这就是社会能够长久和平、稳定发展的前提。社会一定要和谐而稳定。"善善及子孙"就是不断让孩子学习好的东西，你就会给他竖立起一个偶像，他奶奶或爷爷当年多么的了不起，帮助了多少人，家里的粮食、钱财救助了多少穷人。这样就会让小孩子觉得，这种举动多么了不起，我爷爷奶奶都死了那么多年了，还有人记得。如果你教条地告诉孩子：你一定要爱穷苦人，帮助别人等，小孩子才不听这个呢，别人是穷苦人，我自己是富有的人吗？没有用的，一定要说故事，告诉他你奶奶当年，我看见她怎么救治百姓，甚至给一个身上有疮的人吸脓……小孩子才会终生难忘。

● 母亲是家庭教育的主导者

有位西方教育家曾说："教育了一个男人，就只是教育了一个男人；而教育了一个女人，却是教育了一个民族。"他认为女性肩负着哺育后代的重任，而女性怎样教育孩子是关系到一个国家、一个民族长期的生存问题。

这话虽然听着有些绝对，但不无道理。男人的目标在于成就自我；而母亲不同，母性的爱是与生俱来的，她们更愿意把心思放在孩子身上。我认识很多事业有成的"女强人"，但无论生意做得有多大，事业心有多强，一旦成为母亲，内心中最大的慰藉还是孩子，会在孩子身上投入比事业更多的精力。因此，在很大程度上，母亲肩负着与孩子情感沟通的责任。

母亲是孩子人生中的第一个指导者，是孩子走向社会的最初引导者。多数人的幼年时期是与母亲朝夕相处，母亲对孩子耳濡目染的机会最长最多。母亲是孩子一生当中最重要的老师，母亲在家庭教育中所起的作用至关重要。

母亲的性情一般来说是偏感性的，她们隐忍且温顺，可以带给孩子如水一般包容万物的品质。同时，母亲也要有理性的一面，头脑要很清醒，否则很容易不讲道理。

孔子的母亲颜徵在中国历史上是个很了不起的人物。孔子的父亲叔梁纥在孔子三岁时就去世了，颜徵独自将孔子抚养成人。为了给儿子提供一个理想的读书环境，在孔子七岁时，她变卖了所有家产，迁至鲁国国都曲阜，在极为艰难的情况下，将孔子培养成为一个身高九尺三寸（1尺=0.33米，1寸=3.3厘米）、以博学闻名的英才。

历史上教育孩子最经典的案例莫过于"孟母三迁"的故事。孟子小时候，父亲早早就去世了，母亲因守节而没有改嫁。最初，母子俩住在墓地旁边，孟子就和邻居的小孩儿一起学着大人跪拜、哭号的样子，玩起办丧事的游戏。孟母见了觉得不妥，就把家搬到了集市里。到了集市，孟子又和邻居的小孩儿学起商人玩做生意的游戏。孟母知道后，皱着眉头说："这个地方也不适合我的孩子居住。"于是，他们又搬到了书声琅琅的学校附近。孟子开始变得守秩序，懂礼貌，喜欢读书。这个时候，孟母才很满意地点头说："这才是我儿子应该住的地方呀！"

孩子的本性都相差不远，也都有自我完善的能力。但习性的不同，会使人慢慢产生距离。这就是《三字经》里说的"性相近，习相远"。因此环境的选择对小孩子的成长十分重要，家庭对孩子要进行正确的引导，这种引导可以用外在的环境启发孩子自身的本性。

有两种母亲最可怕，一种是神经质型的母亲，这类女性喜怒无常，可能上一刻还兴高采烈，下一刻就大发雷霆。母亲情绪上的快速转变，容易让孩子产生畏惧心理。在这种氛围下长大的小孩儿，将严重缺乏安全感和稳定感，久而久之，孩子的个性和人际交往都会出问题。

另一种是漠然的母亲。这样的母亲本身情商有问题，对谁都很冷漠。在这样的家庭环境下，孩子也会变得与周遭环境相隔绝，对诸多人事都漠不关心、充耳不闻，未来适应社会的能力会很差。我有一个女性朋友，她的小孩儿很纯真，长得也很可爱，但忽然有一天，我惊讶地发现这个小女孩儿的脸上居然有一种很冷漠的神色，后来仔细一想，我这位朋友平时愤世嫉俗，自诩清高，有些目下无尘的味道，小孩儿长期熏陶，不知不觉也变得漠然了。

我经常说，看一个国家、一个民族的整体素质怎么样，一定要了解这个国家或民族的女人受教育的程度。很多杰出的大艺术家就长于妇人之手。比如曹雪芹，如果不是成长在女人堆里，肯定写不出"千红同哭、万艳同悲、悲金悼玉"的《红楼梦》。再比如歌德，干脆直抒胸臆，发出"永恒的女性，引领我们飞升"这样的慨叹。

在过去西方上层社会的沙龙里，年老的公爵夫人爱上这些大艺术家时，这些搞艺术的男性一点不会感觉变态，反而觉得特别美好。用弗洛伊德的心理学来分析，这些人大都有点"恋母情结"。

什么叫"恋母情结"呢？就是小男孩儿由于接触的第一个女人是妈妈，成人后，他内心对女人的印象就是妈妈的形象，当他恋爱时，常会产生一个现象，虽然谈过很多女友，但这些女友在性格、品行等多个方面都始终会像同一个人——他的母亲。弗洛伊德的这一研究发现，对西方心理学影响深远。

西方心理学上还有一个名词，叫作"恋父情结"。讲的是女儿受父亲的影响过大，即女儿对男人的所有观念都来源于父亲的形象，往往成人后在选择配偶时，都会以父亲的标准为标准。

● 子不教，父之过

《三字经》里有：子不教，父之过。意思是如果子女没有教育好，很大程度上是父亲的过失。

父亲往往是孩子人生中第一个崇拜的人，父亲对孩子的影响重要且意义深远。

父亲的特性应是刚健稳重，行事理性。孩子将来进入社会，他们的为人处世多在模拟父亲，父亲做事的风格是什么样的，孩子做事的风格往往也是什么样。

父亲最忌讳像个虐待狂一样，对孩子非打即骂，在这种环境下成长起来的孩子，会胆小怕事，充满自卑。父亲对孩子过度保护也不好，会影响到孩子今后独立解决问题的能力，凡事畏畏缩缩，缺乏开拓精神。

作为父亲，在孩子成长的每一个阶段都应抽出一定的时间去陪孩子，与他们玩耍，在关爱的同时注意正确引导孩子，让他们充分感受到父爱的同时也学会做人的最基本原则。做父亲的，不要总以工作忙、没时间为借口不陪孩子，孩子每一个阶段的成长都是进行时，错过了就再也无法弥补，我们不要给自己留下遗憾终生的事情。相比之下，工作是永远都做不完的，今天不做，明天接着做也无大碍。

不可或缺的五位老师

儒家思想强调小孩子需要五位老师——"天地君亲师"，也被称为人之五伦。

"天地君亲师"的思想发端于《国语》，形成于《荀子》，在西汉思想界和学术界颇为流行。明朝后期以来，"天地君亲师"在民间广为崇奉和流行，人们常设"天地君亲师"的牌位或条幅供奉于中堂。

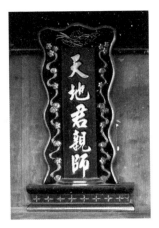

"天地君亲师"牌位

向这五位老师学习的过程，也是一个人生命成长的过程。它们也体现了生命的五行规律：上下为天地，东边为君，西边为师，父母为中土也。

古人的这种思想即使放在当下的幼儿教育中，也毫不过时，具有重大启示。那么，我们要向这五位老师学习什么呢？——跟天地学规律，学因果；跟君长学尊严，学敬畏；跟亲人学情感，学孝悌；跟老师学规矩，学本事。

● 拜天为师，自强不息

应当学习天自强不息的精神，刚强进取，奋斗不止，不要自卑，不要犹豫，不要彷徨。学会在蓝天下昂起高贵的头颅，面对人生。

● 拜地为师，厚德载物

要像大地一样厚德载物，学习大地那博大不争的品质和情怀，既能承载人生中的喜悦，也能承载痛苦。

"天地"其实代指大自然。大自然这个老师能够教给孩子天地之道，让孩子懂得什么叫自然规律。不懂得自然规律，人就会胡来。比如，某种动物正在冬眠，如果此时唤醒它，天寒地冻，缺乏水草，醒了就是死路一条。还有诸如揠苗助长之类的故事，都是不懂自然之道的人做出的愚蠢之事。

现在很多家长基本上都把孩子交给老师，很少带孩子到天地之间去学习，这并非明智之举。我们做家长的该多带孩子走进大自然。在春天带孩子去春游，让孩子从灿烂的春花中看到生命的美丽，感受春天的生机；在秋天带孩子去乡野田间，看大地的果实累累。在春去秋来的自然环境中，给孩子讲解春华秋实的道理：只有经过春天的生和夏天的长，才会有秋天的果，如果一个幼苗刚刚产生，我们就贸然地折断它，那到了秋天就会少结一个果。

这样孩子就能在大自然的天地间学习它的生发、生长、收敛、收藏，从而感知和领悟人生的哲理。

● 拜君为师，向善学好

君，是君主，又是君子。凡是能指导生活的人都可称为君。对孩子来说，君就是长辈。对年轻人来说，君就是领导。

君子优秀的行为处事原则、高贵的做人尊严，都值得学习。向君学习是向善学好。

君可以教人懂得畏惧。人的一生不可以没有畏惧感。如果没有畏惧感，人的行为就会无法无天。俗话说："人狂没好事，狗狂挨板砖。"狂妄的人，都很难有个好结果。"天欲使人亡，必先令其狂。"也是这个道理。

中国文化强调先教育孩子做一个好人。好人不一定是一个成功的人，但一定是一个遵纪守法的人，一个懂得畏惧和尊重社会规则的人。

● 父母为师，为人处世

"亲"就是指父母亲。亲人教你情感，每一个孩子都是通过观察父母的具体行为来学习如何待人接物和为人处世的。此点在前文我已详细讲述过。

● 文化之师，懂规守法

最后才是跟老师学，学的是规矩、法度、本事。做事要懂规矩，没有规矩不成方圆。人没有本事的话，就没法安身立命，所以一定要给孩子找几样东西去学，培养一定的情趣。

给孩子找一个真正的好老师，古代叫"择贤师"，这是一件难事。

不久前，报纸上报道南京的一则新闻：一个只能容纳 80 个人的幼儿园，结果报名的有 800 人，家长们都快抓狂了，半夜三更就开始排队报名。这种现象的背后，其实是家长们总是担心自己的孩子输在起跑线上，于是从选幼儿园开始，就要找最有名气的。

难道名气不大的幼儿园就没有好老师了吗？难道所谓的好幼儿园里，所有的老师都是最优秀的吗？要我说，未必。关键还是看孩子的缘分了，这里面有运气的成分。如果跟老师不投缘，即便选择一个昂贵的幼儿园，受到的教育也是失败的。

游戏期品行培养最重要

生命的社会周期是我自己总结的一套体系，这个体系依据六十甲子而论人生，即人的社会周期由 5 个 12 年组成。古人一般会在孩子十一二岁的时候给他挑一位好老师，让孩子正式接受学业教育。这种做法也正符合了我的社会周期理论。

第一个 12 年（0~12 岁）为人的游戏周期，而游戏是无须承担责任的。

第二个 12 年（13~24 岁）为人的模拟周期，开始模拟未来成人的生活，是被教育和逆反，并形成明晰自我的时期，这一时期，美丽而痛苦。

第三个 12 年（25~36 岁）为人的实验周期，人开始走向社会并开始实验先前学到和感悟到的一切，开始锻造自己，并学习向规则社会妥协。

第四个 12 年（37~48 岁）为人的应用周期，人开始进入不惑之年，也就是理智之年，所谓"应用周期"就是这一时期，"应用"大于"学习"，人开始为自我做主。

最后一个 12 年（49~60 岁）为人的智慧增长周期，智慧与知识有所不同，知识可以复制，而智慧不可复制，智慧代表着一种境界和一种不可企及的高度和速度，就如同诸葛亮的"空城计"那么出人意料……

我自己的这套体系暗合了古人"守时守位"的观念，强调人在不同阶段做不同的事情。人年轻时要好好学习，中年就要好好去做事、建功立业，老了后就要把一生的经验传承给后人——这样才是充实饱满、造福社会、惠泽子孙的精彩人生。

我们重点看看第一个 12 年，即 0~12 岁这个周期。这一时期是为人的游戏周期，即十一二岁之前，小孩子都是处在玩闹的阶段。古代人强调孩子很小的时候，一定要少教知识，避免损耗孩子的精神。中医讲，思伤脾。小孩子的身体还未发育成熟，脏腑功能都偏弱，过早地强制孩子学习，会加重孩子的思虑，导致伤害到脾，从而伤害到身体。

● 早教从几岁开始

现在的家长都很功利，担心孩子输在起跑线上，孩子刚牙牙学语，就被家长压着竞相比赛背古诗，一背就是上百首，但由于孩子都是死记硬背，完全没有消化理解，长大后就全还给古人了，用的时候一句也想不起来。

读经的问题，古人强调要少教，而且一定要精熟，诗词一次不用学太多，在老师讲透的前提下，好好吸收，融到骨子里去，让经典的内蕴真正成为个人生命的一部分。而且古人读诗，每一个字的读音都要求精确，讲究音调的抑扬顿挫，通过读诗，就能达到养生保健的功效。

我主张，就算现在的孩子青春期普遍提前，但至少在孩子十岁之前要保证他们有足够的玩的时间。在整个游戏周期，学习成绩是次要的，重要的是父母通过"润物细无声"式的言传身教，教孩子学对错、识好坏。

我小时候很爱看电影，20世纪六七十年代的电影有个特点，角色一出场，凭外貌就知道谁是好人谁是坏人——浓眉大眼、五官端正的肯定是好人，歪瓜裂枣、面目可憎的肯定是坏人。这种过于脸谱化的区分确实很偏颇，但它有个好处，使我们知道了世上有好坏之分，而且这种区分很清晰明了。而现在的家长在教育孩子时难免有一个困惑，把孩子教得太善良了，恐怕将来会被人欺负；可要教恶了又觉得不符合圣人的古训。其实，孩子并非像大人想象得那么幼稚，我们只要把好坏、对错教给孩子，然后培养他们处理事情的能力，到时候孩子自然就知道如何判断取舍了。

对于有钱人家的教育尤其要注意三点：第一教俭朴，避免奢华；第二教忍耐，避免争斗；第三教谦恭，避免倨傲。富贵人家的孩子最容易倨傲，"谦受益，满招损"，倨傲对人的一生都无益。

至于学习，在游戏周期阶段，家长大可不必每天盯着考试成绩。培养孩子良好的学习习惯才是教育的重点。学习习惯、学习意识都养成了，到了第二个生命周期，不用大人逼迫，孩子自觉自动地就开始用功了。到那时，他的格局、他的视野、他的习性都会帮助他飞速提高。

因材施教，笃定未来

作为家长要善于发现小孩子的根性，就是看小孩子适合做什么，不适合做什么。要善于观察小孩子的优势在哪些方面：如果成绩很好，适合读书，就鼓励继续求学；如果不适合继续读书，就让他学一门技艺，一样可以学有所用，为社会做出贡献。

这就是因材施教的原则，旨在根据学习者的志趣、能力等具体情况进行有针对性的教育。

孔子幼时就体现出了与众不同之处。六岁时，他注意到路边有人行俎豆祭祀之礼（俎豆是古代盛食物的器皿，被用作祭祀时的礼器），于是对礼教产生了特别浓厚的兴趣。所以孔子一生立志在恢复《周礼》上，为文化的传承与开拓做出了卓越的贡献。这就是他的根性所好。

其实，即便孩子喜欢读书，家长也不宜过分逼迫孩子，给孩子定很高的学习目标。"望子成龙、望女成凤"固然是个美好的愿望，但如果孩子不是龙、不是凤，再逼也没有用，等逼出病来后悔不迭。无论孩子是成"龙"还是成"虫"，最大原则还是：大人快乐地工作，孩子快乐地学习，一家人都快乐自在地生活。这才是人生的真谛。

拼命管制孩子学习还会导致一个恶果——啃老族的出现。家长总是催促孩子不断地读书、考试，读完了本科读硕士，读完了博士读博士后，孩子就不断地在为了文凭而努力，永远固步自封在象牙塔中，与社会的接触少之又少，他们总有踏入社会的一天，到那时就会无所适从，只会越来越依赖父母，最后变成啃老一族。情况严重的还会得抑郁症，整天把自己封闭在思想的躯壳中，拒绝与外界接触。这就是教育的失败。

学手艺的原则是随质授业，根据孩子的特质教授不同的技艺。有的孩子不爱说话，但动手能力很强，可以学做木匠或厨师之类，这样的职业与人打交道少，靠手艺安身立命；有的孩子口才好，可以往政治家、销售方向培养；即便是个性质朴憨厚，其实也没有问题，每个人总有自己的优点和优势，或者学画画、书法，或者学音乐、体育，只要找到了孩子的优势项目，一样可以独占鳌头。

孔子也是一个因材施教的施行者。孔子根据学生的个性特点和专长，实行分科教学。在孔子的私学里，德行、言语、政事、文学四个方面都有。在他的学生中，颜渊、闵子骞、冉伯牛、仲弓善德行；宰我、子贡善言语；冉有、季路善政事；子游、子夏善文学。

每个人都在自己喜欢的领域里取得了不凡的成绩。

现在的情况是全国人民走一条路——应试教育。这非常可怕，无论孩子是否是学习的材料，一律逼上梁山——考大学。这样的教育，只会有一个结果——孩子形成厌学的习惯性心理。我见过很多这样的小孩儿，领取完毕业证后往家里一扔，说："我给你学完了，交给你吧！"像这样全然不知学习是为什么的孩子，我想不明白这么辛苦究竟有何意义，这样的教育能给个人、给家庭、给社会带来什么收益？

孩子和家长的关系，最好的状态就是共同成长，当孩子成长的时候，父母一同成熟成长，相互成就。

二

父母对孩子"七不责"

父母对孩子的管教是门学问。

管教得好坏，直接关系到孩子的身心健康。管教的方式方法也多种多样。前面我们也穿插着讲过若干种教育方式，其中责备也是管教的手段之一，适当地对孩子进行批评教育，是非常必要的。但也有些情况例外，古代有"七不责"一说，就是在七种情况下，即使孩子的做法不太对，大人也不该直接呵斥孩子。

那么，是哪七种情况呢？

对众不责

在大庭广众之下，不要责备孩子。比如，我先前举过的不该让孩子吃冷饮的例子，如果当时做家长的当着很多孩子的面大声呵斥孩子："今天你绝对不能吃冷饮。"可想而知，孩子的心灵会受到多么大的打击。孩子也是有自尊心和自己的交际圈的，当众否定会让孩子在小朋友面前极度不自信，乃至被其他小朋友嘲笑，抬不起头来，从此心中留下阴影，可能还会进而产生逆反心理。

在这种情况下，大人要沉住气，在众人面前给孩子以尊严，私下里再跟孩子讲道理，只要家长不蛮横武断，孩子一般都是通情达理的，都会听取家长的意见。

愧悔不责

如果孩子已经为自己的过失感到惭愧后悔了，大人就不要责备孩子了。比如，孩子某次考试没考好，回到家后特别不开心，话也不敢多说了，游戏也不敢玩了，这说明他已经有了羞耻之心。既然孩子已经认识到了自己的错误，大人就没必要再批评他了。做父母的，可以用过来人的语气告诉他："爸爸（妈妈）曾经考得比你这个分数还低，可是后来爸爸（妈妈）努力了……最后，爸爸（妈妈）改变了糟糕的成绩，取得了成就。"孩子看到父母如此推心置腹，一下子就能明白父母的心，就会变压力为动力，在学业上更加努力。

但有的家长往往不明其理，只要见到孩子考试成绩不好，无论孩子是否愧悔，上来都会说："不考 100 分，你就不能进家门！"甚至还会打骂孩子，一些心理承受能力很差的孩子，甚至会离家出走。

暮夜不责

晚上睡觉前不要责备孩子。孩子要睡觉了，如果家长在此时责备他，孩子带着沮丧失落的情绪上床，要么夜不成寐，要么噩梦连连。很有可能事情没解决好，孩子的身体还被弄坏了。

家长要学会宽心，不要一味追求学习成绩，即使成绩不够好，把身体养好也是好事。家长如果能抱着这种念头教导孩子，潜移默化之下孩子的心态也会特别阳光，身体特别健康。健康是福，平安是福，人这一辈子，还有比这两样更重要的事情吗？

饮食不责

　　正吃饭的时候不要责备孩子。这个时候如果责备孩子，很容易导致孩子的脾胃虚弱。而这点，是太多家长都容易犯的错误。

　　在中国的家庭里，饭桌是一家人最能齐聚的地方，此时家长往往要过问孩子在幼儿园或学校的表现，一旦觉得孩子办了错事、傻事，难免不大声呵斥一通。我见过这样的神经质妈妈，一边把牛奶递给孩子，一边口里说："快喝快喝！你得多吃点，不然身体怎么好得了！我算是明白了，你没救了，你这一辈子都不可能有什么成就了！"孩子刚刚上小学一年级，哪里承受得了这样的责备，他含着眼泪十分畏惧地看着妈妈，边喝边打嗝。这种表现说明这个孩子的脾胃已经大伤。后来我摸了摸孩子的肚子，特别硬，真是需要好好调养了。我真希望这位妈妈以后能少生些气，不要把气撒在孩子身上，尤其不要在孩子吃饭喝水的时候责备他。

　　在这种情况下，好的医生是要先治好孩子妈妈的病，再治孩子的。如果妈妈的病治不好，孩子也很难医治，孩子永远没法好好吃饭，好好睡觉。

　　做家长的千万要记住，不要让孩子含着眼泪吃饭，这样做对孩子脾胃的伤害特别大。

欢庆不责

　　孩子特别高兴的时候不要责备他。

　　人高兴时，经脉处于畅通的状态，如果这时家长突然大吼一声："你怎么回事？今天又没有完成作业！"孩子的经脉就会立马被憋住，这对孩子的身体伤害很大。

悲忧不责

孩子哭的时候不要责备他。

孩子已经哭了，说明他已经知道自己错了，家长就不要继续责备他了。如果这时家长没完没了地从旁数落，孩子必然会越哭越厉害。一些脾气倔强的孩子，说不定会离家出走，到时家长后悔晚矣。

疾病不责

孩子生病的时候不要责备他。这时的孩子身体本来就弱，家长再来一句："身体这么差，还没事老生病……"这种话没有任何意义，只会让孩子更自卑。

生病是人体最脆弱的时候，大人小孩儿莫不如此，幼小病弱的孩子更需要父母的关爱和温暖，这比任何药物都有疗效。如果此时父母还抓住孩子的错不放，孩子会以为父母不要他了，恐惧不安，从而加重病情。

结语

● 文化使人能够生活得更好

在没有文字的远古时代，人们通过岩画的形式来传递经验，那时的人会画一头红色的牛，来彰显牛的那种力量感，那种冲动，以及人对牛的征服……最初的人类的经验就是靠这种方式在不断地传递。所以，无论你是否愿意接受，我们还是要尊重传统，因为文化不仅可以带给我们历史的沧桑感，而且更重要的是，可以让我们生活得更好。

生死二字困扰了人的一生，生不知来处，死不知去处，浑浑噩噩，想起来不由得让人惊出一身冷汗。无论是感生神话带给我们关于生育的诗意描述，还是现代产床上痛苦的抉择，我们都必须靠自己的力量来开始和结束。

有人说，孩子要么是来讨债的，要么是来报恩的。我更愿意把孩子和父母的关系想成是一个灵魂对另一个灵魂的渴求，一个生命对另一个生命的信赖。坚信爱，坚信成长的力量，我们要么牵着孩子的手，要么他们牵着我们的手，来走过这一生。

● 汉民族是一个深谋远虑的民族

我们中华民族实际上是一个深谋远虑的民族。中华民族文化的特点是一切要看得长远，而不是只看眼前。比如说我们在教育孩子方面，现在很少有人去强调教育孩子俭朴的问题，整个社会在物质上如此地发展，教育孩子俭朴似乎成了一种陋习，但不知教育孩子俭朴的真正意义在于——不仅你要生活得好，你还要让你的后代、你的万世万代都要有好的生活，你不能让资源全在你这儿浪费掉……

在教育孩子方面，哪怕是一味地满足孩子享受奢华，也不要忘了教育孩子一点，奢华、富贵这种东西，其实是很无情的东西，是随时随地都可以消失的东西，如果你只给了他奢华，却不知道告诉他这里边暗藏着的危险及杀机，你的教育就是失败的。

● 每个孩子都是带着自己的口粮来的

我们中华民族还是一个杞人忧天的民族。大人通常非常焦虑，不知怎么能够让后代生存得更好，更出类拔萃。在这个问题上，我母亲曾经说过一句令人开悟的话，她说孩子的事情你不用太着急，其实每个孩子都是带着自己的口粮来的。如果天下的父母能参悟这句话，恐怕就不是"可怜的心"了。父母只是在孩子的生长阶段，给予恰当的帮助就可以了，至于最终他自己要做什么，是由他自己先天的根性来决定的。比如孔子六岁的时候就知道在那摆动祭器，这就是根性。我们大人的要点是要善于发现孩子的特性，而不是越俎代庖，或人为地强行干预。

● 大人和孩子要一起成长

我们人类要想走得长远，首先要明白性命之理，其次要明情理以及文化风俗。所以在很多的问题上，我建议我们在尊重西方的科学的同时，也要有东方的人文关怀。我们是中国人，我们的气血，我们很多的思维方式，跟西方是有很大差异性的。比如坐月子的问题、生产的问题，可能都有我们民族的特性，所以要尊重这种特性，尊重这种东方的人文关怀。

最后一点，在孩子的教育问题上，我们一定要牢记一点，就是大人和孩子要一起成长，成就孩子之前我们先要成就自己，这样我们就不会给孩子太大的压力，这样我们人类才能走得更好、更长远。

《生命沉思录》系列

《生命沉思录》　　作者：曲黎敏

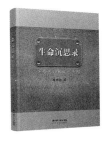

图书定价：32.80 元

　　曲黎敏从"养生"到"养心"，实现华丽转身。面对 2012 的文化焦虑、社会变革，作者走笔春秋，扬汤止沸，对衣食、男女、婚姻、性爱、人性、生死、灵魂、宗教等问题进行深入探讨。全书诗情洋溢、哲思通透、禅意悠远，行文流动隽永。作者强烈的文化使命感跃然纸上，"地势坤，君子以厚德载物"的女性知识分子情怀，令人动容。

《生命沉思录 2》　　作者：曲黎敏

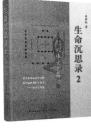

图书定价：36.00 元

　　本书从文化角度，对人体的结构、生理功能、病变、身心结合等方面进行深刻的思考和解读，对现代人的健康与生活管理提出很多真知灼见。作者反思中医、西医在今天面临的困境和挑战，提出我们的应对态度。作者认为，详细地了解人体、掌握一定的养生常识、保持健康的生活方式，自尊、自觉、自救是最重要的。只有内心觉悟，才能离苦得乐。

《生命沉思录 3》　　作者：曲黎敏

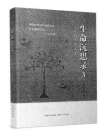

图书定价：36.00 元

　　继《生命沉思录》《生命沉思录 2》之后，曲黎敏在本书中详细而生动地解读人性，以春夏秋冬四时流转来展现人生的丰富和甘美，对青春、爱情、孤独、道德、自由、婚姻、命运、生活情趣、家庭幸福、精神修行、灵魂追求等诸多人生重要主题进行深刻的思考和诗意的表达，对现代人的身心健康、生活管理与精神修养提出很多真知灼见。

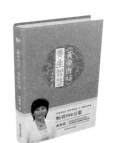

《〈黄帝内经〉养生智慧》　作者：曲黎敏

图书定价：36.00 元

　　本书由中国影响力巨大的健康教育专家曲黎敏所著，是她 20 年厚积薄发之作，也是曲黎敏经典成名之作。《黄帝内经》流传数千年，为中医奠基经典。曲黎敏的解读贴近百姓、通俗易懂、风趣幽默，她以一种大道不远人的方式既让读者领略中华传统文化的智慧玄妙，又能掌握养生保健的实用技法。本次全新改版，曲黎敏以"秉持不朽经典，泽被亿万苍生"为宏愿，更加详尽解说跟老百姓日常生活相关的衣食住行、四季养生、十二时辰养生、情志养生等。内容充实，装帧精美，是传统医学普及经典。

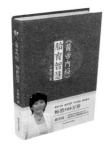

《〈黄帝内经〉胎育智慧》　作者：曲黎敏

图书定价：36.00 元

　　《〈黄帝内经〉胎育智慧》一书中，曲黎敏从生命孕育之前、之中，到生产、幼儿护理和教育，以中医的智慧详细讲述了从怀到生、再到养的全部生命孕育过程。何时才是怀孕的最佳时期？怀孕的每个月应该如何养胎？胎教的六法八勿，送你一个聪明健康的宝宝；教你产后调护，恢复光彩；还详细讲解了婴幼儿如何护理，教你打好孩子一生的根基……这部不可错过的胎育百科全说，只为献给望子成龙、望女成凤的你。

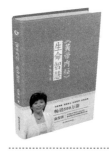

《〈黄帝内经〉生命智慧》　作者：曲黎敏

图书定价：36.00 元

　　《〈黄帝内经〉生命智慧》深度解析了人体五脏六腑，以及其中蕴含的中医智慧，思考了中医养生与人类寿限的紧密联系，倡导健康的生活方式，养性情、养睡眠、养居处、养房事……从中医经典之中，解读生命哲学。